风湿病
骨科手术学

Surgery for Rheumatic Diseases

主　编　（德）斯特凡·塞尔
　　　　　　（Stefan Sell）
　　　　　（德）斯特凡·雷哈特
　　　　　　（Stefan Rehart）

主　审　初从秋
主　译　王金成
副主译　秦彦国　刘　贺

辽宁科学技术出版社
·沈阳·

图书在版编目（CIP）数据

风湿病骨科手术学／（德）斯特凡·塞尔，（德）
斯特凡·雷哈特主编；王金成主译. —沈阳：辽宁科
学技术出版社，2019.10
　　ISBN 978-7-5591-1328-3

　　Ⅰ．①风… Ⅱ．①斯… ②斯… ③王… Ⅲ．①风湿性
疾病—骨疾病—外科手术 Ⅳ．①R593.2②R681

　　中国版本图书馆 CIP 数据核字（2019）第 224069 号

出版发行：辽宁科学技术出版社
　　　　　（地址：沈阳市和平区十一纬路 25 号　邮编：110003）
印　刷　者：辽宁新华印务有限公司
经　销　者：各地新华书店
幅面尺寸：210mm×285mm
印　　张：10.5
插　　页：4
字　　数：250 千字
出版时间：2019 年 10 月第 1 版
印刷时间：2019 年 10 月第 1 次印刷
责任编辑：陈　刚　丁　一
封面设计：辽宁新华印务有限公司
责任校对：尹　昭　王春茹

书　　号：ISBN 978-7-5591-1328-3
定　　价：158.00 元

编辑电话：024-23284363
E-mail：dingyi19860618@126.com
邮购热线：024-23284502

原书主编

（德）斯特凡·塞尔
Stefan sell, MD, PhD
Professor
Medical Director
Center for Joint Surgery
Enzkreiskliniken Neuenbürg
Neuenbürg, Germany

（德）斯特凡·雷哈特
Stefan Rehart, MD, PhD
Professor
Director Department of Orthopaedics and Trauma Surgery
Agaplesion Markus Hospital
Agaplesion Frankfurter Diakonie Health Group gGmbH
Frankfurt, Germany

编者名单

（德）海因里希·博姆
Heinrich Boehm, MD
Associate Professor
Director Department of Spine Surgery
Bad Berka Medical Center
Bad Berka, Germany

（德）克里斯托夫·陈
Christof Chan, MD
Nagold, Germany

（德）弗拉基米尔·克鲁尼克
Vladimir Crnic, MD
Department of Endoprosthetics and Joint Surgery
Center for Degenerative Joint and Rheumatic Diseases
Bad Wildbad, Germany

（德）玛蒂娜·亨尼格
Martina Henniger, MD
Department of Orthopaedics and Trauma Surgery
Agaplesion Markus Hospital
Agaplesion Frankfurter Diakonie Health Group gGmbH
Frankfurt, Germany

（德）鲍里斯·库罗斯
Boris Kurosch, MD
Stuttgart, Germany

（德）安吉拉·莱尔
Angela Lehr
Department of Orthopaedics and Trauma Surgery
Agaplesion Markus Hospital
Agaplesion Frankfurter Diakonie Health Group gGmbH
Frankfurt, Germany

（德）阿克塞尔·勒斯特
Axel Lust
Department of Orthopaedics and Trauma Surgery

Agaplesion Markus Hospital
Agaplesion Frankfurter Diakonie Health Group gGmbH
Frankfurt, Germany

（德）斯特凡·雷哈特
Stefan Rehart, MD, PhD
Professor
Director Department of Orthopaedics and Trauma Surgery
Agaplesion Markus Hospital
Agaplesion Frankfurter Diakonie Health Group gGmbH
Frankfurt, Germany

（德）乔尔格·理查德
Joerg Richard, MD
Herxheim, Germany

（德）亚历山德拉·萨克斯
Alexandra Sachs
Department of Orthopaedics and Trauma Surgery
Agaplesion Markus Hospital
Agaplesion Frankfurter Diakonie Health Group gGmbH
Frankfurt, Germany

（德）亚历山大·肖尼格
Alexander Schoeniger
Department of Orthopaedics and Trauma Surgery
Agaplesion Markus Hospital
Agaplesion Frankfurter Diakonie Health Group gGmbH
Frankfurt, Germany

（德）斯特凡·塞尔
Stefan Sell, MD, PhD
Professor
Medical Director
Center for Joint Surgery
Enzkreiskliniken Neuenbürg
Neuenbürg, Germany

译者名单

主 审： 初从秋

主 译： 王金成

副主译： 秦彦国 刘 贺

译 者： （排名不分先后）

常 非 李秋菊 李容杭 王 尧 赵 昕 刘晓宁

张汉阳 许 猛 曲 扬 瞿文瑞 王中汉 刘雨哲

高玮男 崔宇韬 冷 一 史晨玉 王香港 万 谦

主译简介

王金成　教授，主任医师，博士生导师，全国卫生计生系统先进工作者，卫生部有突出贡献中青年专家，吉林大学白求恩名医，现任吉林大学第二医院骨科医学中心主任，吉林省骨科研究所所长，吉林省骨与关节疾病临床研究中心主任，吉林省数字医学临床转化工程研究中心主任。兼任吉林省数字医学学会会长，吉林省增材制造学会副理事长，吉林省医学会数字医学分会主任委员，吉林省医师协会骨科医师分会主任委员，中国医师协会骨科医师分会常务委员，中国膝关节专业委员会创始委员，中国生物材料学会生物材料先进制造分会常务委员，中国医疗器械行业协会 3D 打印

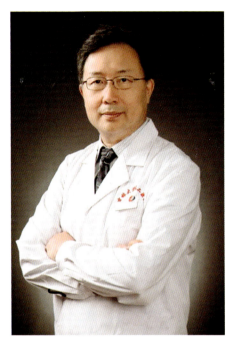

医疗器械专业委员会专家委员。王金成教授在吉林大学第二医院建设省内首个"3D 打印临床研究中心"，并相继完成 8 种世界首例仿生 3D 打印关节置换术，研究成果相继获得吉林省科技进步一等奖 2 项、中国医药教育协会科技进步一等奖 1 项、中华医学科技奖三等奖 1 项。近年来，主持和参加国家重点研发计划、国家自然科学基金面上项目和省部级重点研发课题等 20 余项；授权国家发明专利 3 件，实用新型专利 24 项；以第一作者或通讯作者身份发表高水平 SCI 论文 63 篇。

副主译简介

秦彦国 吉林大学第二医院副院长、骨科医学中心副主任、主任医师、教授、博士生导师；第四批国家"万人计划"中青年科技领军人才。主要研究方向为髋膝关节微创关节置换及相关基础与临床研究，完成国内首例双侧 SuperPATH 微创全髋关节置换。近5年，专注围绕金属3D打印结构构型及表面功能化在骨组织再生工程中应用的相关研究，并初步开展骨与软骨三维人工智能识别的研究。主持及参与国家自然基金重大仪器专项、面上项目3项、主持省部级课题11项；发表SCI、EI、核心期刊文章50余篇；获专利19项，其中发明专利3项；获吉林省科技进步一等奖2项；中国医药教育协会科技进步一等奖1项；中华医学科技进步三等奖1项；个人获"吉林省有突出贡献中青年技术人才""吉林省青年科技奖""吉林大学十二五科技先进个人"等荣誉。现为中国医师协会骨科分会委员、中国膝关节外科工作委员会（CKS）委员、中华医学会骨科分会青年委员、吉林省医学会数字医学分会副主任委员、吉林省医师协会骨科分会常委兼秘书长、吉林省医学会关节外科学组副组长；《Technique in Orthopaedics》《生物骨科材料与临床研究》《中国组织工程研究》杂志编委。

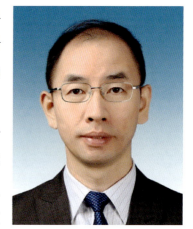

刘 贺 吉林大学第二医院骨科医学中心主治医师，入选2019—2020年度吉林省青年人才托举工程，任中华医学会骨科学分会创新与转化学组青年委员会委员，《Annals of Translational Medicine》杂志中青年编委，主要从事软骨组织工程以及3D打印金属支架联合生物材料在骨科领域的应用等相关研究。以第一作者或通讯作者发表SCI论文16篇，核心期刊论文7篇。以负责人身份主持省级科研课题4项，以主要参与人身份参与国家自然科学基金3项，省部级课题9项。硕士毕业论文被评为"2016年度吉林省硕士专业学位示范论文"，博士毕业论文被评为"2018年吉林大学优秀博士论文"。曾获2018年吉林省科学技术进步一等奖1项，2017年吉林省科学技术进步二等奖1项，2016年中华医学会科学进步三等奖1项。

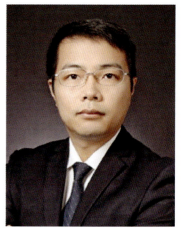

前言

是什么使得风湿病患者的手术如此不同？

本书以图谱的形式展现风湿病手术治疗的方法，分享我们在这一领域 25 年的工作经验，传授我们的治疗策略和手术技艺，对有一定经验的外科医生和骨科及创伤科医生进一步学习风湿病的外科处理有所帮助。我们的宗旨是对标准的手术治疗方法进行表述，而不是罗列风湿病骨科的每一项观点。

在手术室繁忙的一天之后随之而来的是大量的行政工作，我们和我们的同仁一样，发现晚上为准备第二天的手术去阅读教科书是很困难的。大部分时候，我们在看到章节末尾之前就睡着了。因此，

我们的目的是把手术计划和想法以直视方式呈现出来。这样的话，文字就不那么重要了。这种方式尤其适合我们的术者同仁，毕竟我们中的很多人常常更善于形象思维，并且我们发现这种方式更容易使获得的知识整合并应用于手术实践中去。这样可以使疲惫的骨科或创伤科医生有更多的机会利用晚上的时间阅读整理好手术章节，并在此期间保持清醒。

同时我们希望与年轻的同仁分享一些我们自己的对于风湿性骨病的经验。

Professor Stefan Sell, MD, PhD
Professor Stefan Rehart, MD, PhD

目录

第 1 章

骨科风湿病学原则

第 1 章　骨科风湿病学原则

S. Sell, S. Re

类风湿性关节炎是一种慢性系统性自身免疫性炎症性疾病，它可累及所有的滑膜组织甚至内脏。炎症反应起始于关节，可导致不可逆性损害。根据疾病的轻重缓急，患者应由风湿病医生或骨外科医生负责治疗。物理治疗、职业治疗、医疗社工服务、外科技术及心理治疗等多学科疗法的结合对此类疾病都有治疗意义。患者支持协会（如欧洲抗风湿联盟，EULAR 支持的患者协会）及其他专家都可以为患者提供帮助。

关节肿胀伴渗出和滑膜炎是风湿性疾病的特征性表现。如果患者病情持续 6 周以上而未进行治疗，炎症可引起关节损害伴随关节畸形和脱位。类似的过程可导致腱鞘炎并影响内脏器官。早期确诊主要依据临床表现以及实验室检查结果（EULAR 分类标准不是诊断标准，不能作为诊断标准应用。——译者注）。

内科药物治疗是关键。风湿病医生通常做出初步诊断及鉴别诊断，并开始适当的抗风湿药物治疗。口服糖皮质激素治疗常可使症状快速缓解。然而，症状的长期控制和缓解需要服用改变病程的抗风湿药（DMARDs）。甲氨蝶呤是治疗的金标准，现代的生物制剂常被用作免疫调节剂，与甲氨蝶呤联合用药或单用。

术前应特别关注切口愈合不良、感染及血栓的风险。由于潜在的疾病本身有这些风险，并且药物治疗更会增加这些风险。术前、术后的抗风湿药物治疗方案是根据手术的大小、患者的年龄、疾病活动程度及其他的并发症而制订的。该药物治疗计划应与患者讨论并与风湿病医生协商。生物制剂可以遵从德国风湿病协会制订的生物制剂治疗的指导意见。

围术期我们停用生物制剂。我们需要在药物相关术后感染风险的增加与因免疫抑制治疗中断引起潜在疾病加重之间进行权衡。目前尚无可供参考的标准方法及明确的研究支持。必须注意的是，在术前应中断生物免疫抑制治疗至少 2 个半衰期。停止使用来氟米特并应用消胆胺进一步清除体内残留药物，因为来氟米特具有很高的组织吸附能力。

对于服用糖皮质激素的剂量足以引起库欣综合征的患者，我们推荐术前及术后应用可的松治疗（根据手术干预的程度）以预防肾上腺皮质危象。一旦切口完全愈合则可以重新开始使用免疫抑制剂。

手术干预类型的选择常常由疾病的发展阶段所决定。在早期阶段，若伴发关节肿胀，尽管我们使用了最佳的口服药物治疗方案并行关节内激素注射治疗，也要进行最初的手术治疗——关节镜探查及滑膜清理术。为了防止再复发，滑膜清理术后 6 周常联合滑膜放射治疗。

疾病进一步进展，如出现骨与软骨破坏，比如拉森Ⅲ级以上（Larsen > Ⅲ）则可能需要假体植入、关节成形术及关节融合术。

我们发现手术干预的时机非常重要。重建手术可以延缓疾病的进展，尤其是在手、足部位。比如，腕关节不稳定推荐进行桡月关节融合以避免关节半脱位。这对于足部也同样适用，如果关节尚未被毁坏且软组织仍可被重建，截骨术是一个良好的选择。

因为类风湿关节炎患者需要大量的手术干预及较长的住院周期，因此应为患者制订合适的治疗方案。选择最好的手术方案进行治疗可以给患者提供更快速及更持久的症状改善。此外，应告知患者恢复周期。比如，他们什么时候可以恢复行走，什么时候可以恢复工作。

为了保持重症的、双上肢和双下肢同时受累的患者的活动度，下肢的手术治疗是非常重要的。而联合进行复杂的手足手术也是合理的；此外，同一肢体上的多个小关节或肌腱的多种手术可以同时进行。在个体案例中，双下肢的手术也可以同时进行，包括髋关节置换、膝关节置换及复杂的前足手术，并且我们要遵循"先近端、后远端"的原则。

类风湿关节炎患者的术前评估包括常规的体格检查、血液检查、与术者详细地讨论及麻醉评估，特别是颞下颌关节功能和颈椎活动度。术者应该拍摄这些特殊关节的 X 线片及颈椎的功能性平片（颈椎的侧位片、头部屈曲，以 C_1 及硬腭为中心）以排除 $C_1{\sim}C_2$ 半脱位。

对于患有慢性炎症性关节疾病的患者来说，术后早期的物理治疗尤其重要。这常需要适用于患者的个体化方式（比如，带有符合人体工程学手柄的腋下拐杖、前臂支撑或腋窝支撑）。最佳的术后治疗应包括早期的职业疗法及骨科方面的支持。

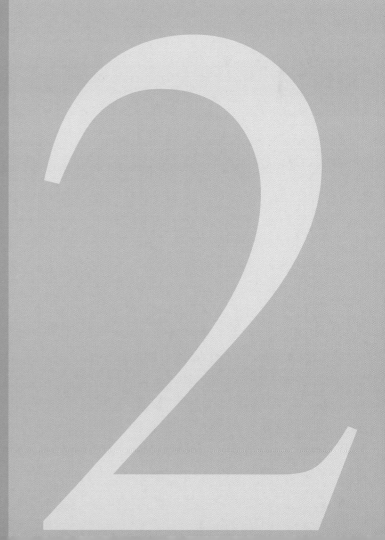

第 2 章
手部

第 2 章　手部

S. Rehart, S. Sell, B. Kurosch, J. Richard

2

2.1　总论

风湿性手部疾病的手术治疗适应证的评估是难治性类风湿骨病中最简单的一部分。

选择风湿性疾病患者的最佳治疗手段需要同时考虑很多因素。手部功能性限制需要通过对手的损伤及功能障碍进行评估，还需要考虑患者整个病程中与疾病相关的限制性因素。对特异性类风湿性疾病的不同进程的深入了解对判断手术指征起关键作用。比如，银屑病关节炎易导致关节强直，其他炎症性关节炎易导致关节不稳定。

手功能的损伤程度仅仅在决定手术干预程度中发挥有限的作用。拇指腕掌关节融合术可以实现最好的功能恢复。而这种手术干预可以为后继的和潜在的手术操作提供必要的信心。尽可能地给患者提供手术治疗的时间表，此时预定治疗方案是非常必要的：①腕关节的固定。②掌指关节斯旺森（Swanson）假体固定。③近侧指间关节融合术。

术后的功能性恢复作为治疗成功的关键因素之一，最好在治疗的初始时期就与患者讨论。

通常，急性损伤情况下手部手术适应证的选择是比较容易决定的。其中肌腱断裂是最急需处理的，但是仍然有患者能够继续忍耐数月或数年。手术的目的就是尽早修复断裂的伸肌腱和屈肌腱。从技术和功能的角度来看，拖延的时间越长，治疗的难度就越大。

由于通常情况下组织损坏严重，肌腱断端回缩过大，肌腱断端对吻缝合并不是一个最合理或可行的选择，侧侧吻合可适用于广泛性的肌腱断裂，游离的肌腱移植（掌长肌腱）可以用于大段的肌腱缺损。这种状况下术后的功能性恢复仍然是一个挑战。

其中拇长伸肌腱断裂作为一种特殊情况最常见的肌腱断裂伤，拇长伸肌腱的修复涉及示指固有伸肌腱的肌腱转位，这需要较长时间的随访治疗。选择拇指指间关节融合术时需要考虑手的累及情况和全身状况，预期功能恢复状况也须与患者仔细讨论。

当合并有正中神经卡压和严重的炎性症状时，手术治疗的适应证比较明确。患者常因疼痛就医。这种情况下，除了行神经松解术，同时也要行屈肌腱的滑膜广泛切除术。

相反，当患有腱鞘滑膜炎时则很难鉴别，此时患者会出现无痛性肿胀，一般不伴有肌腱断裂，也无明显的功能障碍，因此手术常不被患者接受。

手部的手术矫正原则是：由近及远。

例如，如果在近端有严重的轴型偏曲，掌指关节尺侧偏曲的软组织修复一般没有效果。手术修复后常不可避免地复发。

根据 Schulthess 关于风湿性关节疾病的分型，可以分为 3 个不同进展阶段或类型：①关节炎症型。②关节强直型。③不稳定型。

不稳定型会导致尺侧关节脱位，这主要源于舟月骨韧带损伤。尽早发现不稳定型非常重要，因为这种类型的损伤需要行桡月关节融合术，需要完整的远端腕关节。

对于掌指关节、鹅颈畸形以及纽扣畸形的软组织修复的适应证通常难以确定。适应证要求没有过多骨组织损伤并且软组织能够通过松解来修复。同时，软组织在手术修复或者转位后仍然能够保证长期的稳定性。对类风湿关节炎手部的精确评估需要多年的经验。

显而易见，确定手术治疗方式比较容易，但是选择正确的适应证比较难。

2.2 腕关节

2.2.1 关节镜下腕滑膜切除术

适应证： 在经过积极的内科治疗和可的松注射之后拉森（Larsen）0~Ⅱ/Ⅲ级滑膜炎。常见的伸肌腱滑膜炎，需要开放手术治疗。

知情同意： 复发，感染。术后6周可能需要行滑膜放疗和化疗。

手术器材： 标准小关节镜，照相机，刨削系统，电烙器。

手术入路： 如图2.1所示。

体位： 仰卧。上肢近端扎上止血带，肘关节屈曲90°的腕牵引装置。无菌方式悬挂装备（图2.2），每侧牵引重量为3kg。

特殊注意： 如图2.3~图2.6所示。在关节镜插入之前，通过关节3/4处用注射器刺入桡腕关节。在4/5入口处用电极和刮刀进入，然后相互转换。最终，腕中关节可以通过腕中桡侧（MCR）和腕中尺侧（MCU）入路。

关键步骤： 关节镜手术应该在很小的空间下仔细操作，以避免医源性软骨损伤。

手术技术： 如图2.7、图2.8所示。

特殊并发症： 复发，渐进性损坏，可发展为旋后畸形。

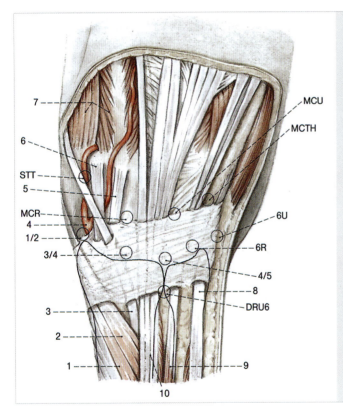

图2.1 关节镜入路的解剖研究。1.拇长展肌；2.拇短伸肌；3.桡侧腕长伸肌腱；4.鼻烟窝处桡动脉；5.桡侧腕长伸肌腱；6.桡侧腕短伸肌腱；7.第一骨间肌；8.尺侧伸腕肌；9.小指伸肌腱；10.指伸总肌腱。STT：舟骨－大多角骨－小多角骨关节；DRU：下尺桡关节；MCTH：腕中关节三角钩穿刺点。

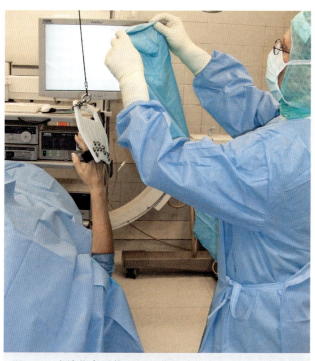

图 2.2　腕关节牵引装置的无菌操作。

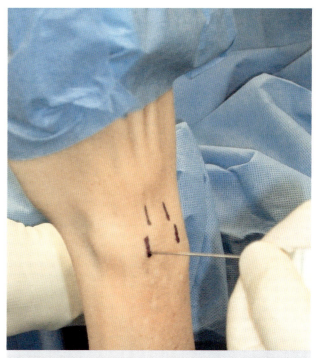

图 2.3　触诊后标记 3/4 和 4/5 桡腕关节（腕中桡侧和腕中尺侧）以及腕中入路。将注射器刺入关节。必要时，进行滑膜液实验室检查。

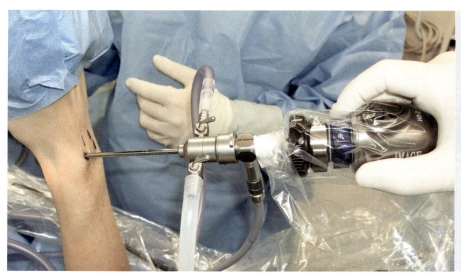

图 2.4　照相机从 3/4 桡侧入路进入。

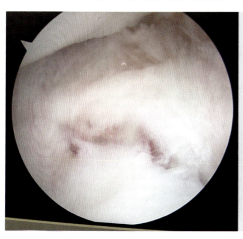

图 2.5　桡侧三角纤维软骨复合体（TFCC）病变伴严重滑膜炎。

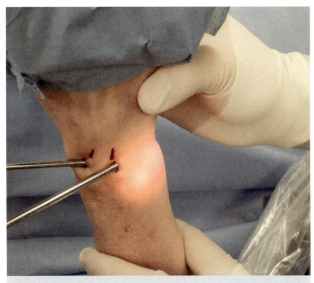

图 2.6　直视下的 4/5 入路和装备置入（刨削刀）。

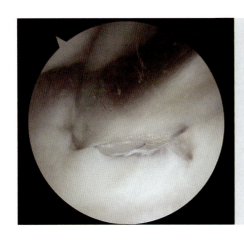

图 2.7　刨除磨损的 TFCC 以及滑膜炎清除术。

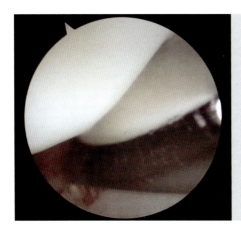

图 2.8　明显的腕中滑膜炎以及掌侧滑膜切除术（头钩关节）。

2.2.2　桡月关节融合术

适应证： 拉森（Larsen）Ⅲ～Ⅳ级破坏伴有显著的临床症状。桡腕关节旋后畸形合并尺侧漂浮及掌侧半脱位。影像检查发现进展性损害，可预见的伸肌腱的损伤。

值得注意的是不能出现超过中度的腕骨间关节破坏。

如果出现明显的桡舟关节损伤需要考虑行桡舟月关节的融合。腕骨间关节损伤可以考虑关节融合或者假体置换。

知情同意： 松动、破坏或者钉子的脱位，继发性的肌腱断裂，围手术期对屈肌腱和正中神经的影响，腕关节功能的丧失，假关节形成，骨折形成或者穿孔，皮神经分支的损伤，必要时行同侧尺骨头切除获取松质骨，并移植于桡月关节部位。

手术器材： 10mm×15mm 或者 16mm×15mm 的皮钉，以及标准的手外科设备。

体位： 仰卧位，臂桌，准备术中的移动放射线检查。

手术入路： 如图 2.9 所示。

特殊准备： 术前准备一个掌侧的夹板，术后固定用。预测术后腕骨间关节的伸屈范围在 30°~0°~30°。

关键步骤： 远端桡月窝表面的精准切除和月骨表面的皮质去除。钉子插入时的固定和把持。桡神经骨间神经在伸肌腱的分离。

手术技术： 如图 2.10~ 图 2.19 所示。

特殊并发症： 钉脱位和骨折，假关节形成（常常无症状）。

术后处置： 术后第 2、第 6 周复查 X 线；石膏夹板固定（掌侧石膏夹板，掌指关节处手指自由活动）直到术后 14 天拆线；另外需要 2~4 周前臂的固定，石膏需要根据 X 线结果来决定何时拆除。图 2.20 为术后 8 年随访 X 线片。

2

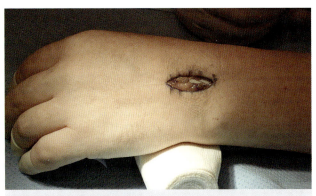

图 2.9 沿第 4 伸肌腱长约 4cm 的纵行中间切口，斜行入路也是一个选择。

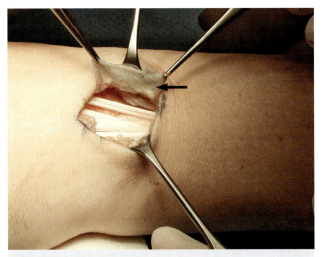

图 2.10 分离伸肌支持带（箭头所示）后可见第 4 伸肌腱间室。

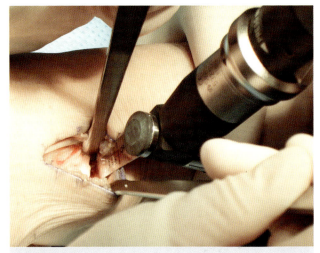

图 2.11 纵行切开尺侧头囊壁，在旋前和旋后位下行滑膜切除术。当尺骨茎突破坏时，可以用摆锯行切除术（章节 2.2.3）。

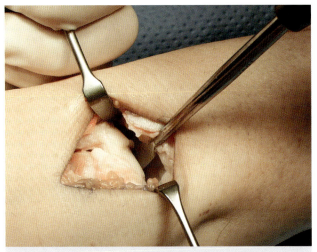

图 2.12 腕关节下行 "V" 字后囊切开术，固定桡月关节去评估关节软骨的状况。

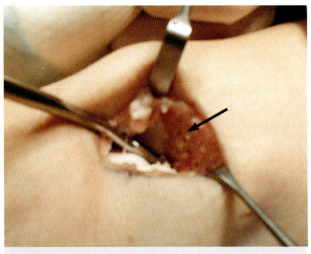

图 2.13 采用 Luer 和 Luxer 凿子切除表面组织，关节软骨表面行软骨清除（箭头所示）。

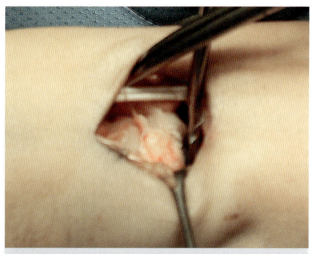

图2.14 月骨向桡骨的桡背侧复位。必要时行克氏针固定。

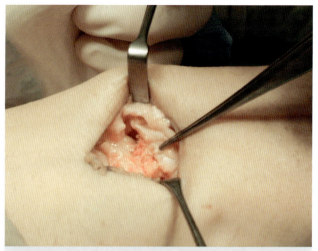

图2.15 月骨部分切除后填塞松质骨（主要来源于切除的尺骨头）。

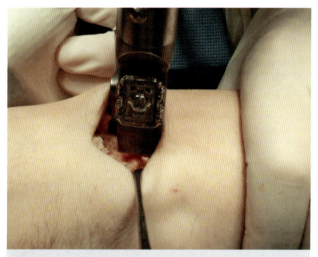

图2.16 于月骨和桡骨上方行骨钉固定。

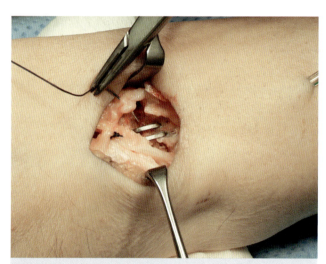

图2.17 骨钉植入后的术中照片。

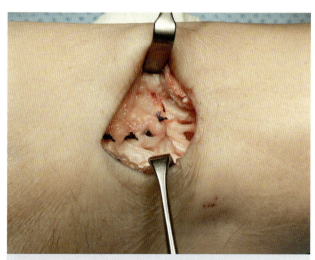

图2.18 紧密缝合关节囊。类风湿关节炎关节囊较薄，将伸肌支持带纵向分开，一半用于加强关节囊。

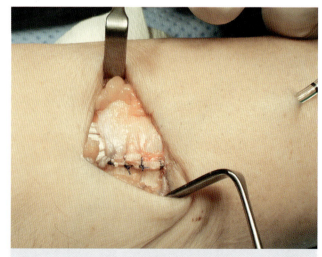

图2.19 肌腱复位，重建伸肌支持带。

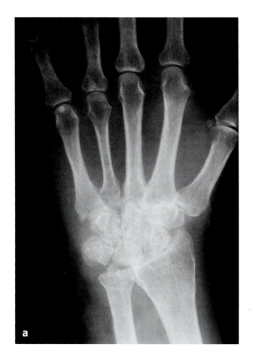
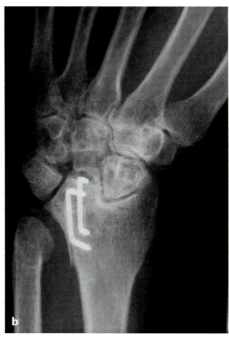

图 2.20 （a，b）桡月关节融合术后随访 8 年，关节不稳无进展。

2.2.3 尺骨头切除术

适应证： 尺桡关节拉森（Larsen）Ⅱ ~ Ⅲ 级破坏伴关节不稳及疼痛，前臂旋转受限。存在滑膜炎，尺骨头突出，皮肤即将破裂，存在第 4、第 5 指伸肌腱断裂的风险。

知情同意： 腕关节背伸 / 屈曲活动范围可能会减小 30%，下尺桡关节旋前、旋后范围减小。

手术器材： 标准的手外科器械和摆锯。

体位： 仰卧位，臂外展。

特殊注意： 经典术式为同时行全腕关节及伸肌腱滑膜切除术。尺骨头切除术后为避免关节不稳，可行部分桡腕关节固定术（桡月固定术或桡舟月固定术）。也可行桡侧腕短伸肌肌腱移植或行 Sauve-Kapandji 术式（尺骨远端部分切除和尺桡关节固定术）。

手术入路： 腕关节背侧纵行切开，切口延续至下尺桡关节远端。尺骨远端侧方切口只适用于仅切除尺骨头。如图 2.21~ 图 2.23 所示。

关键步骤： 细致地行腕关节腱鞘切除，关节囊重建，尺骨头上方尺侧腕伸肌腱重建。

手术技术： 如图 2.24~ 图 2.28 所示。

特殊并发症： 如果仅切除尺骨头而未行腕关节固定术，可能出现渐进性的尺骨移位。

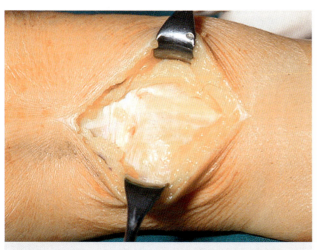

图 2.21 远侧尺桡关节背侧纵行切口暴露伸肌支持带。

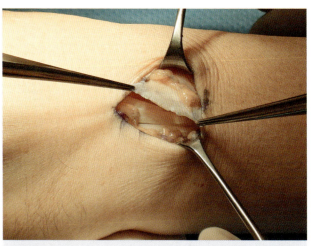

图 2.22 确定伸肌支持带近端及远端，平行于尺侧腕伸肌纵行切开伸肌支持带。

术后处置：术后 X 线片；手掌及腕部夹板固定至手术切口完全愈合；行主被动康复治疗。

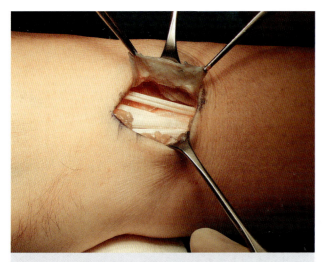

图 2.23　行腱鞘切除、关节切开、广泛的滑膜切除术。

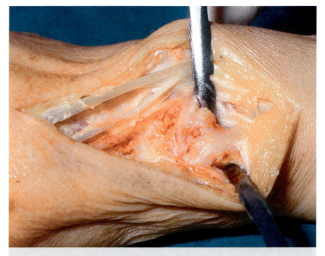

图 2.24　于尺骨头上方纵行切开关节囊，广泛切除滑膜。霍夫曼拉钩抬起破坏的尺骨头。

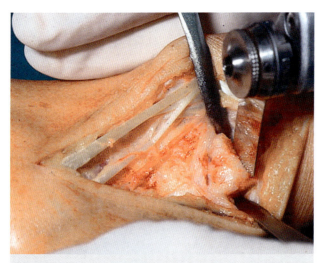

图 2.25　用摆锯在尺骨头下方切除尺骨头，将关节下方的滑膜广泛切除。

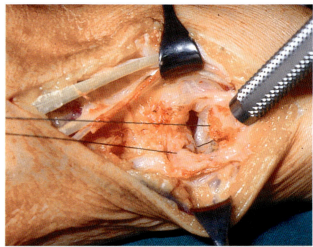

图 2.26　用夯子将尺骨残端复位，修复关节囊。

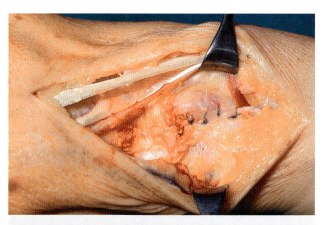

图 2.27　将掌侧半脱位的尺侧伸腕肌腱复位。

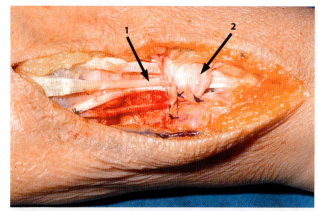

图 2.28　闭合伸肌支持带，逐层缝合切口。1. 复位的伸肌腱；2. 伸肌支持带。

2.2.4　腕关节假体置换

适应证： 尺桡关节拉森（Larsen）Ⅲ～Ⅴ级破坏伴有显著临床症状；无严重的纵向畸形；无关节不稳（未进行保留功能的术式，如桡月关节固定术的可能）。

知情同意： 假体松动或脱位，肌腱断裂（包括继发原因），腕关节功能减退，骨折/骨质增生，感觉神经分支受损。

手术器材： 选择假体；标准手外科器械。

体位： 仰卧位，臂外展，手部尽量延展远离身体以便拍摄 X 线片。

手术入路： 如图 2.29、图 2.30 所示。

腕关节假体系统（Maestro 系统和 Biomet 系统）：腕骨板有 8 种型号，头状骨板有 3 种长度，腕骨头有 3 种不同的高度来维持腕关节稳定；舟骨板增大成多种形状；桡骨板成解剖形状迂曲，有 2 种尺寸，假体的桡骨干有 4 种尺寸。

手术技术： 如图 2.29~图 2.47 所示。

术后处置： 如图 2.48、图 2.49 所示。术后即刻全范围活动（注意：不要固定肩部）；早期锻炼手指；手掌夹板固定 1~3 周。

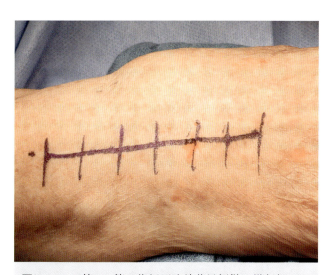

图 2.29　于第 2、第 3 指间至腕关节尺侧做一纵行切口，中线切口应注意避免损伤桡侧和尺侧的感觉神经。

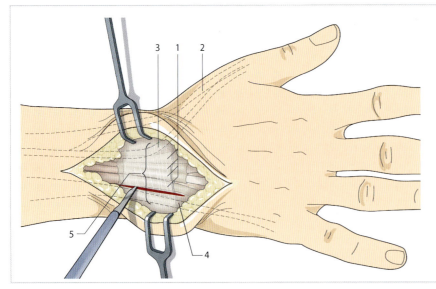

图2.30　于第4伸肌鞘管水平切开伸肌支持带；1.指伸肌；2.拇短伸肌；3.拇长伸肌腱；4.小指伸肌腱；5.伸肌支持带。

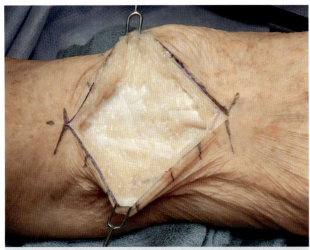

图2.31　暴露伸肌支持带，切除第4伸肌鞘管。避免损伤感觉神经（无必要暴露神经）。

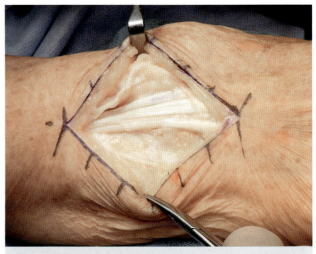

图2.32　于第4伸肌鞘管水平切开伸肌支持带，尺侧留有条状伸肌支持带。如果尺侧伸腕肌存在半脱位，可用其修复。

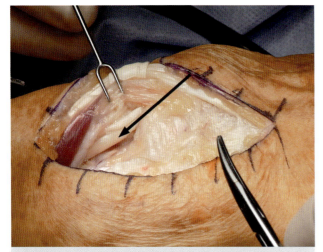

图2.33　开始切除伸肌腱滑膜，主要使用咬骨钳。暴露剩余的第1~第3和第5伸肌鞘管。李斯特结节处的拇长伸肌腱（箭头处）。

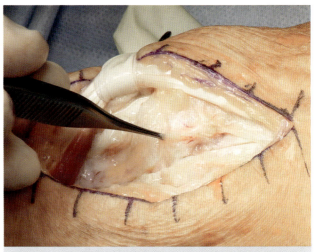

图2.34　手指套绕过伸肌腱，止血钳固定，牵拉至一边（约束系统）。暴露桡神经的骨间前神经分支（镊子处），切除约1cm的神经，并电凝远端神经的断端，使腕关节去神经支配。

2

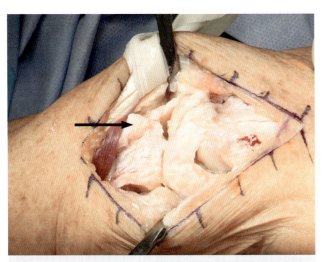

图 2.35　进行"T"形关节囊切开术，关节囊被径向分离；关节囊被剔除，整个受损的腕关节显露出来；李斯特结节（箭头处）被剃平，它常常有很锋利的边缘，可以导致拇长伸肌（EPL）的破裂。

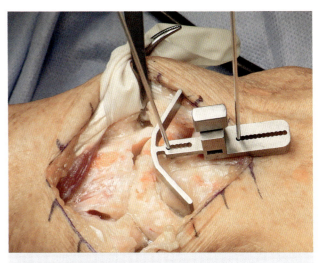

图 2.36　引导腕关节切除术定位；它应平行于第三掌骨长轴方向，仔细地切除至关重要；尺侧翼与三角骨骨钩关节对齐，径向翼二等分第 3 舟骨的末梢。

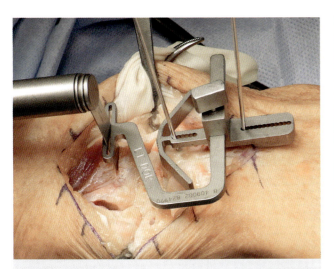

图 2.37　保持腕部处于中立位置；用锯来测量径向参考线；这可以作为之后手术过程中桡骨切除程度的标志物。

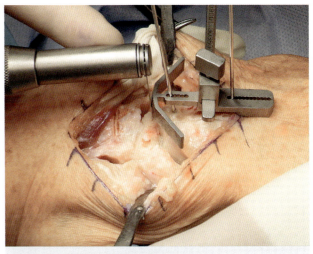

图 2.38　使用腕骨切除导引器，切除舟骨、头状骨和三角骨的边缘。

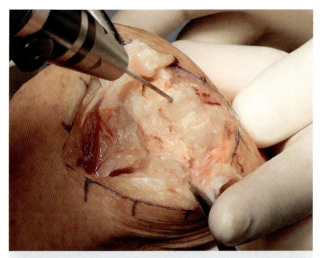

图 2.39　腕部打开。切入点用克氏针标记，如果有疑问，可以使用透视图像。

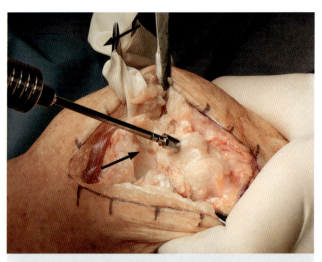

图 2.40　克氏针处的中心开孔用钻孔器钻开。箭头指示桡骨。

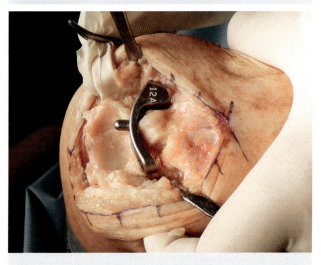

图 2.41　假体部件试装。确定舟骨增加的高度。

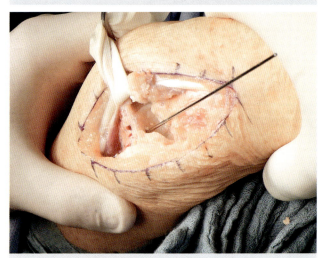

图 2.42　保持腕部弯曲，径向切入点用克氏针在靠近中心的李斯特结节旁创建；透视有助于确认位置；开口用克氏针钻宽，然后用半径铰刀。

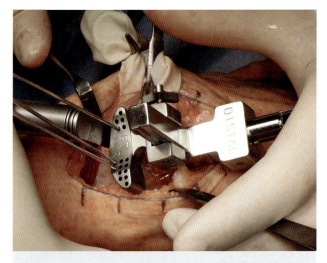

图 2.43　铰刀保持在适当位置，并将切除导向器插入到吊杆上。

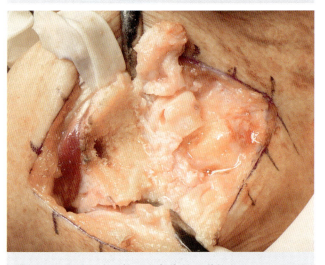

图 2.44　最后一步用拉刀准备桡骨通道的入口。

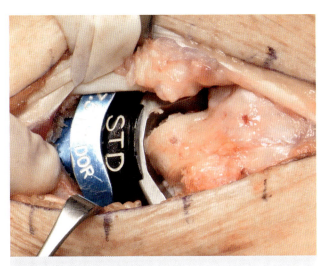

图 2.45 试验性植入假体。首先植入标准大小的腕骨头并且评估其稳定性，必要时可植入更大的腕骨头；术中使用增强剂进行 X 线摄影；如软组织受牵拉过大，可扩大切除桡骨。

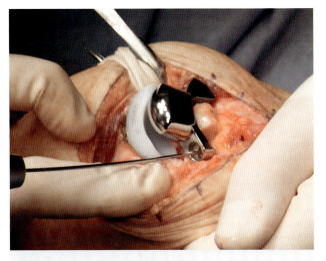

图 2.46 用螺钉固定永久性植入物。

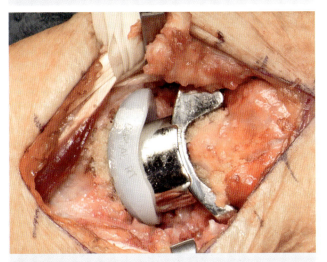

图 2.47 植入假体。切除的松质骨片段压覆至已毁损的骨质上。

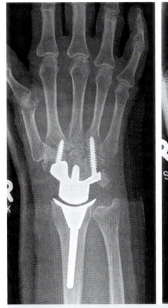

图 2.48 术后 X 线片。

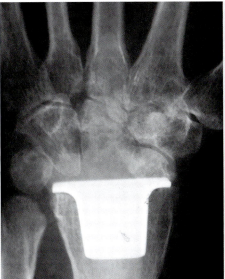

图 2.49 斯旺森（Swanson）假体用于关节置换术，并且适用于修复手术。

2.2.5 曼讷非尔特（Mannerfelt）腕关节融合术

适应证： 进展型拉森（Larsen）Ⅳ～Ⅴ级的桡腕和腕骨间损伤，西门（Simmen）Ⅲ型渐进性不稳定伴有尺骨移位并向掌侧半脱位；尤其适用于伸展10°～20°的腕部畸形；必要时可将对侧手固定在中立位或植入假体。

知情同意： 术后腕关节功能障碍，骨愈合延迟或骨不连，植入器件移位或断裂，骨折，感觉神经支损伤，肌腱断裂（包括继发原因）。

手术器材： 标准手外科手术器械，髓内钩端钉（拉什针），关节融合钢板，X线检查设备。

体位： 仰卧位，手尽可能伸展置于臂台上，必要时术中进行X线检查。

特殊注意： 患者常伴有广泛的骨质疏松。

手术入路： 沿尺侧轴做自第三掌骨至腕关节的纵行背侧切口。

关键步骤： 腕关节复位。彻底剥离关节面，在腕关节水平弯曲钩尾钉约50°（临床上术后腕关节还应保留20°的活动度）。经骨窗在第三掌骨基底部尺侧用螺钉固定。

手术方法： 如图2.50～图2.61所示。

术后处置： 术后X线片；切口愈合前应使用石膏固定手掌和前臂；后佩戴前臂环形支具4周。

其他可选术式： 钢板固定关节融合术（图2.62、图2.63）。

知情同意： 类风湿性腕关节炎累及部位的伸肌腱功能障碍。

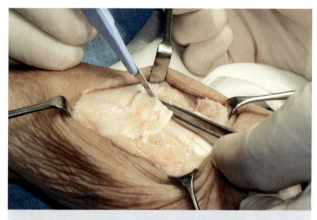

图2.50 识别近端和远端后，将纵向分离的伸肌支持带覆盖在第4伸肌腱间，术中注意保护感觉神经。

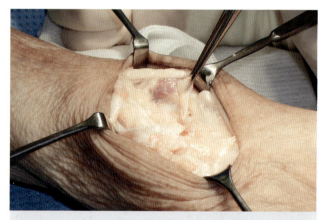

图2.51 做一纵行切口，打开下尺桡关节关节囊并切除滑膜。

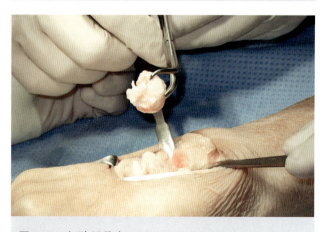

图2.52 切除尺骨头。

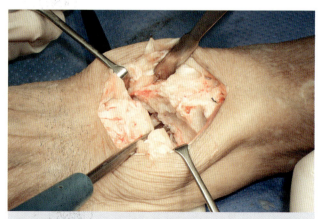

图2.53 做一纵行皮瓣切口，打开腕关节囊，切除滑膜并彻底剥离关节面；必要时进行腕关节掌屈促进暴露关节面；去除骨间（桡）神经（章节2.2.4）。

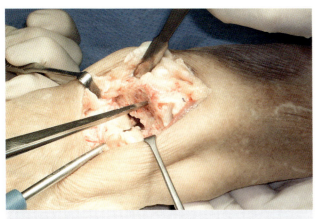

图 2.54　用锥子在桡骨上打孔，螺钉旋入固定。

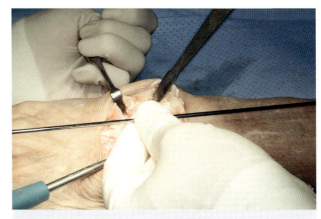

图 2.55　确定适宜的螺钉长度和直径。

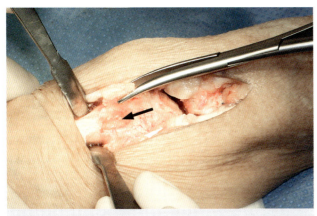

图 2.56　在第三掌骨后置入两个霍夫曼拉钩，充分显露第三掌骨（箭头），在其远端 3/4 处做一窗形开口以备钉插入。

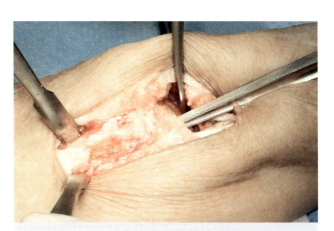

图 2.57　在第三掌骨上扩髓，为髓内钉固定做准备。

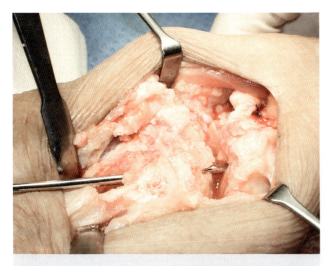

图 2.58　插入预弯曲的髓内钉以保持理想的腕关节位置。

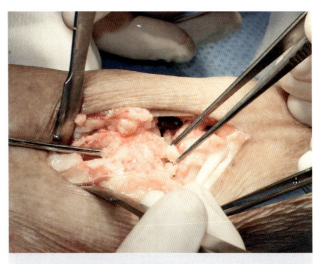

图 2.59　将从尺骨头上切除下来的松质骨移植至腕关节。

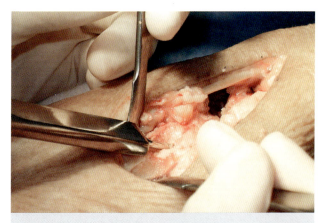

图 2.60　牢固固定螺钉，必要时可加用 "U" 形钉以提高稳定性。

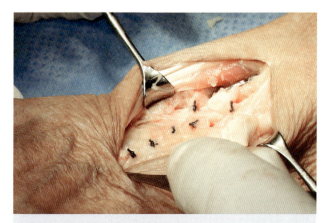

图 2.61　缝合腕关节囊并逐层闭合切口。

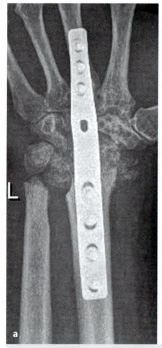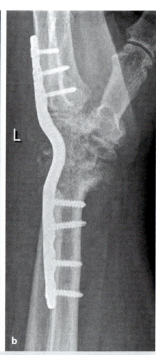

图 2.62　（a，b）使用 2.7mm 的远端螺钉和 3.5mm 的近端螺钉钢板固定关节融合部位。

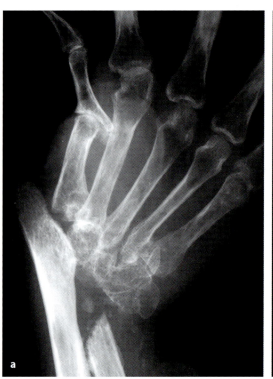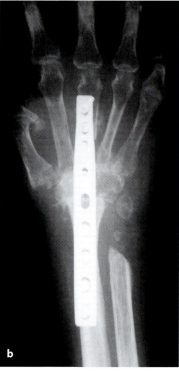

图 2.63　（a，b）腕关节半脱位，尺骨头即将穿出皮肤。钢板固定骨折部位，关节融合行桡侧短缩截骨术，然后行外侧尺骨截骨术。

2.3 肌腱

2.3.1 腕管的屈肌腱滑膜炎

适应证： 屈肌腱鞘的腱鞘炎，可疑的正中神经卡压，在腕管内适当地注射可的松或调整药物治疗方案后，持续性的腱鞘肿胀超过 8 周。此外，还有神经检查异常者。

知情同意： 正中神经损伤，肌腱断裂（包括继发原因），感觉神经支损伤。

手术器材： 常规手外科手术器材。

体位： 仰卧位，上肢置于臂台上。

特殊注意： 鉴别并内收正中神经和掌支神经，彻底切开腕管内所有肌腱的腱鞘。

手术入路： 在腕部掌侧做纵行的弧形切口，向近端延伸至前臂（图 2.64）。

关键步骤： 逐层切开至掌腱膜和屈肌支持带。切开屈肌支持带，显露正中神经，分离肌腱并切除炎性滑膜。

手术方法： 如图 2.65~ 图 2.68 所示。

特殊并发症： 神经损伤，复发，肌腱断裂。

术后处置： 术后即刻全范围活动，早期手指和腕关节功能锻炼。

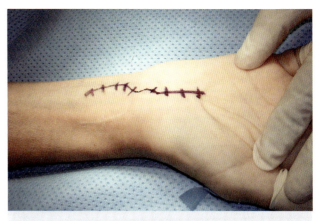

图 2.64　在腕部掌侧近端做纵行"S"形切口，延伸至前臂，切口长度取决于术中涉及范围。

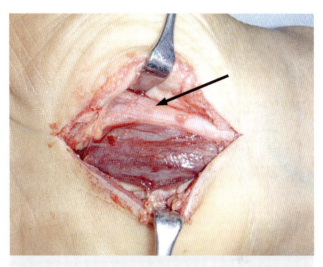

图 2.65　向远端显露分离掌侧筋膜，分离并显露伸肌支持带。显露正中神经（箭头所指）。起初，可识别正中神经运动支，并可见屈肌腱严重的炎症改变。

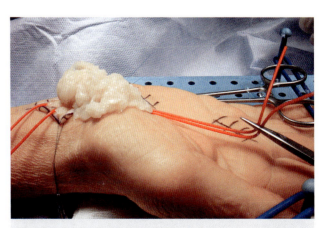

图 2.66　在屈肌腱的滑膜切除前，正确识别正中神经并将其环扎至关重要，尤其是神经存在明显的异常时。

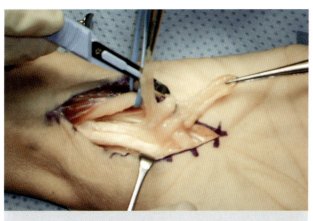

图 2.67 切除肌腱周围受累组织。肌腱拉钩单独分离肌腱后，用 Luer 凿子切除滑膜。用刀片切除侵入肌腱的滑膜组织。完全浸润伴有严重病变的肌腱组织难以处理。注意：这里要权衡是完全切除滑膜还是保留相对稳定的肌腱结构。

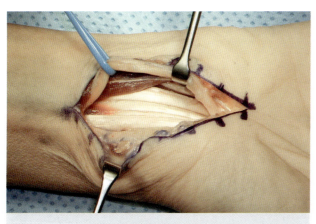

图 2.68 对屈肌腱行彻底的滑膜切除术。

2.3.2 手指和掌骨屈肌腱的滑膜切除术

适应证： 手指腱鞘和掌骨的屈肌腱腱鞘炎。最佳药物治疗下持续性肿胀超过 8 周。

知情同意： 肌腱断裂（包括继发原因），感觉神经和运动神经损伤。

手术器材： 常规手外科手术器材，手术显微镜。

体位： 仰卧位，上肢置于臂台上（图 2.70）。

特殊注意： 关键在于术中保护 A2 和 A4 环状韧带。警惕：畸形的（交叉的）指神经。

手术入路： 如 A1 环状滑膜存在，或如有多种屈肌腱涉及，取横切口。如果存在明显的近端和远端滑膜炎的扩散，做 Brune's 锯齿形切口（图 2.69~图 2.74）。

关键步骤： 向深部组织切开时注意保护神经血管组织。切开手指掌中区域的屈肌腱鞘。

手术方法： 如图 2.71~ 图 2.79 所示。

特殊并发症： 神经损伤，复发，肌腱断裂（早期或晚期），手指屈肌滑车系统不全。

术后处置： 术后即刻全范围活动，早期手指和腕关节功能锻炼。

2

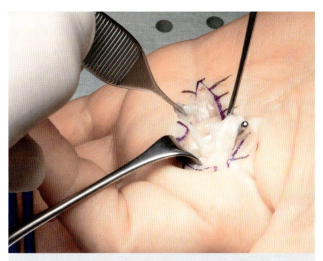

图 2.69　横向切开皮肤以分离皮下组织（用超声检查进行验证）。

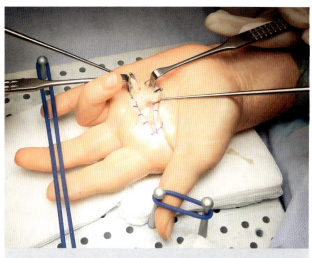

图 2.70　将手固定在手板上，如果多条伸肌腱受累需要延长切口。术中发现，受累的手指可以从固定板上移开以便更好地暴露病变肌腱。

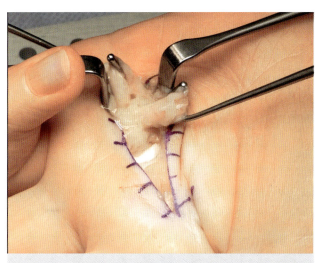

图 2.71　用剪刀钝性分离暴露伸肌腱，沿着肌腱纵行切开 A1 环形韧带。注意保护血管和神经。图中可见炎性滑膜组织已沿伸肌腱通道从近端和远端膨出。

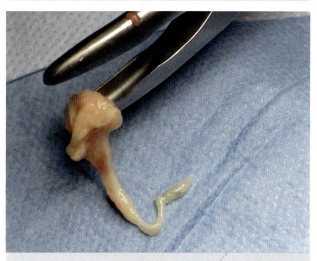

图 2.72　切除的炎性滑膜组织。

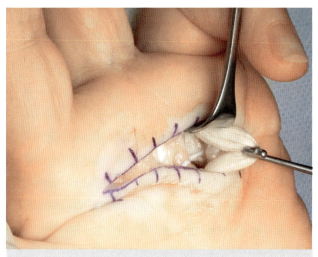

图 2.73　肌腱钩提起肌腱后便于完全剥离炎性组织。

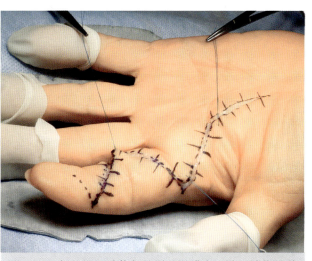

图 2.74　与整根肌腱伴行的严重滑膜炎，沿远端指间关节至掌面行 Burner's "Z" 形切口，切口位置预先标记。

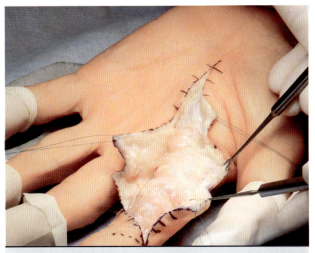

图 2.75　通过逐层分离达到深层组织，通过缝线牵开皮缘。

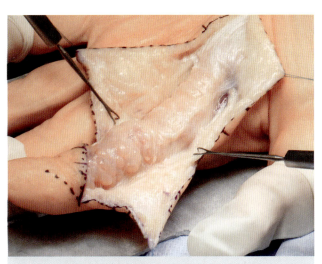

图 2.76　暴露屈肌腱管可见严重炎性病变的腱鞘。

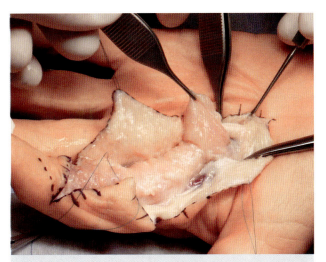

图 2.77　打开屈肌腱管，保留神经血管组织，图中可见屈肌腱滑膜炎。

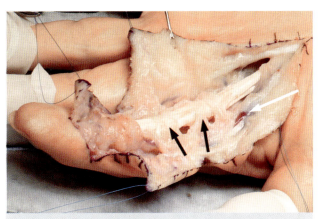

图 2.78　分离肌腱并清除炎性滑膜。保留 A2 和 A4 滑车（黑色箭头），如果有必要的话重建 A1 滑车，注意不能形成狭窄。白色箭头指示神经血管束。

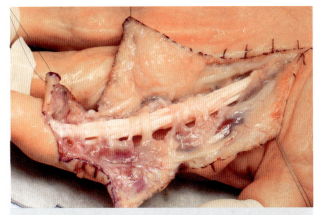

图 2.79　暴露环状韧带，可见滑膜炎造成的严重韧带破坏。

2.3.3　腕部伸肌腱滑膜炎清除术

适应证：腕部伸肌腱腱鞘炎；经 6~12 周的药物治疗和局部注射治疗（肌腱周围）之后仍持续肿胀；该操作常与腕部滑膜组织清除同时进行（图 2.80）。

知情同意：肌腱断裂（包括继发原因），伸肌功能的丧失。

手术器材：标准手外科设备。

体位：仰卧位，上肢置于臂台上。

手术入路： 如图 2.81 所示。

关键步骤： 切除骨间后神经（桡神经分支）来减少腕关节关节囊疼痛，必要时切除桡骨远端的李斯特结节。

手术技术： 如图 2.82~ 图 2.84 所示。

术后处置： 术后即刻全范围活动，早期手指和腕部的锻炼，主被动理疗。

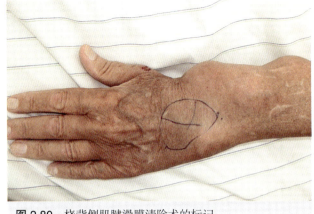

图 2.80　桡背侧肌腱滑膜清除术的标记。

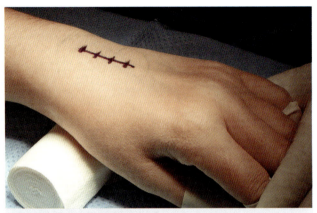

图 2.81　腕背部的纵行切口。也可以选择从桡骨远端到尺骨近端的斜行切口，有很多病例也采取更小的切口。

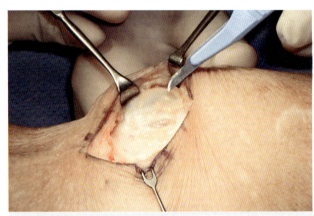

图 2.82　逐层切开组织到伸肌支持带，支持带在第 4 伸肌腱管表面纵向分叉。

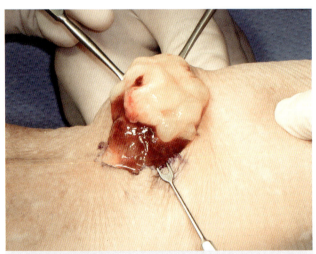

图 2.83　暴露并清除伸肌腱周围的滑膜炎性组织，5 条肌腱均被显现。如果李斯特结节锐性突出并有可能损伤拇长伸肌腱，即将其切除。暴露骨间背神经（章节 2.2.4），切除 1cm，随后进行灼烧。检查肌腱并清除炎性组织（用肌腱钩分离）。如果出现掌侧脱位，需于伸肌腱支持带下找到尺侧屈腕肌腱并复位（章节 2.2.3）。

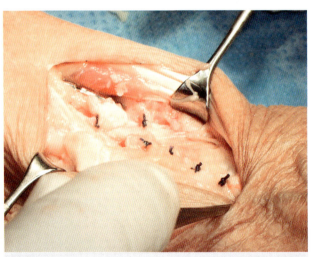

图 2.84　修补伸肌支持带来闭合创口。

2.3.4 肌腱断裂

腕部伸肌腱断裂

适应证： 腕部伸肌腱断裂伴手指功能丧失；出现严重的掌侧脱位和旋后畸形，需要进行韧带重组操作及切除附带的骨赘；由于慢性炎性反应和最终的肌腱断裂，一般很难直接缝合肌腱，多数患者就医太晚，肌腱已回缩而难以修复。

常见伸肌腱断裂部位： ①拇长伸肌腱（重建：示指肌腱转位）。②指伸肌腱（重建：偶联缝合、示指肌腱转位、掌长肌腱移植）。③小指伸肌腱。

其他方案： 受累关节的融合术。

知情同意： 手指功能丧失，肌腱再次断裂。

手术器材： 标准手外科设备。

体位： 仰卧位，置于手板上，尽可能将手伸开。

手术入路： 桡月关节融合（章节2.2.2），可见图2.85。

关键步骤： 如果有必要的话，术前确认掌长肌腱。重建可以通过肌腱转位（示指固有伸肌腱），或者与未受影响的动力肌腱侧侧吻合或转位。

手术技术： 如图2.86~图2.91所示。

特殊并发症： 肌腱再次断裂，功能丧失，无法伸指。

术后处置： 术后即刻全范围活动，早期轻度手指锻炼。1~3周掌侧夹板固定，必要时使用动态伸指夹板。

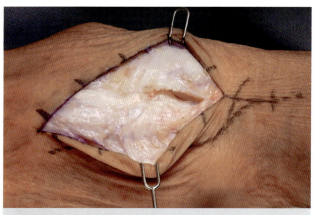

图2.85 于第4伸肌腱室掌背侧行纵向切口，在肌腱断裂处可见菜花样的组织肿胀。

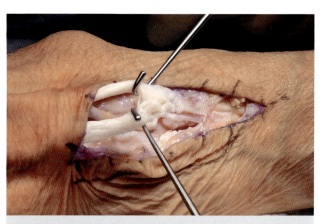

图2.86 暴露可见伸肌腱断端残根。

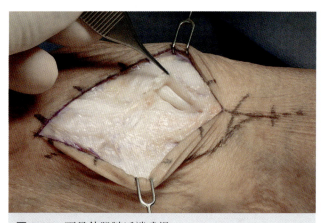

图2.87 可见伸肌腱近端残根。

2

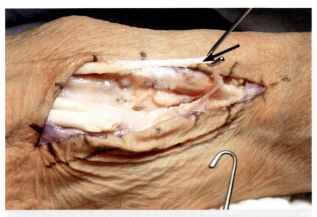

图 2.88　评估伸肌腱功能，可见明显的侵蚀，容易发生断裂。

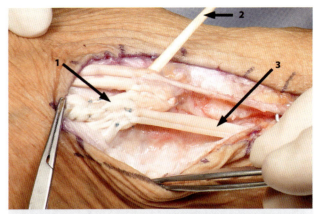

图 2.89　在剩余伸肌腱基础上进行断裂肌腱侧侧偶联缝合术（1），通过移植掌长肌腱来加强固定（2），保留伸肌腱（3）。

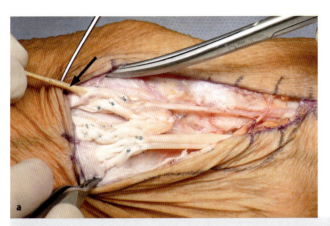

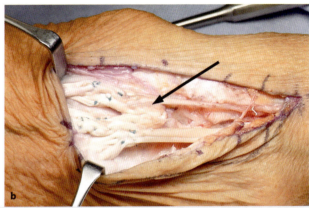

图 2.90　（a，b）受侵及的肌腱有断裂风险，通过移植掌长肌腱来加强（箭头）。

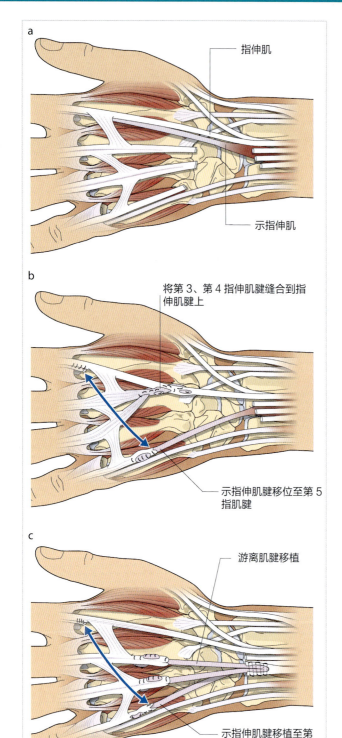

图中标注：
- 指伸肌
- 示指伸肌
- 将第3、第4指伸肌腱缝合到指伸肌腱上
- 示指伸肌腱移位至第5指肌腱
- 游离肌腱移植
- 示指伸肌腱移植至第5指肌腱

图 2.91 第3~第5伸肌腱断裂的重建示意图。（a）术前示意图。（b）示指伸肌腱移位至第5指肌腱，侧侧吻合第3、第4伸肌腱到指伸肌腱上。（c）通过游离肌腱移植重建。

腕部屈肌腱断裂

适应证： 腕部屈肌腱断裂导致的手指功能丧失，但应不伴有严重的畸形脱位和远端关节的破坏。而且不伴有腕的不稳定性；由于肌腱长时间累及，直接的肌腱缝合并不可行；当出现严重的腕关节掌侧脱位和旋后畸形时，要进行重组手术，必要时将附带的骨赘清除。

其他方案： 受累关节的融合术。

知情同意： 肌腱断裂（包括继发原因），腕部的功能丧失。

手术器材： 标准手外科设备。

体位： 仰卧位，置于手板上（图2.92）。

手术入路： 腕管附近掌侧弧形切口（图2.93）。

关键步骤： 术前确立掌长肌腱，可能移植用。通过肌腱移位的直接肌腱缝合和侧侧吻合到动力肌腱上。

手术技术： 如图2.93~图2.95所示。

并发症： 肌腱再次断裂；肌腱重建后的无功能。

术后处置： 术后即刻全范围活动，早期无承重手指练习。掌侧夹板固定1~3周，必要时使用Kleinert夹板固定。

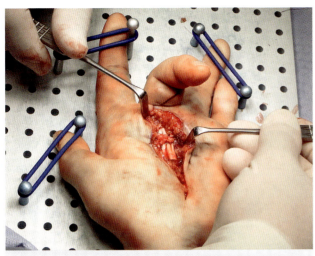

图 2.92 将手固定在固定装置上。"Z"形切口暴露屈肌腱,肌腱断裂好发于腕部,少见远离腕关节的部位。

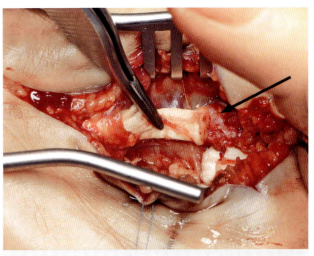

图 2.93 暴露肌腱断裂处和周围区域,清除肌腱断端残根。

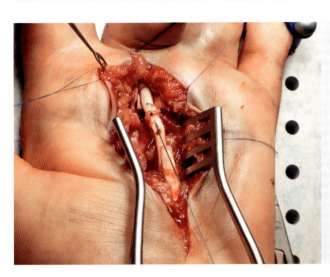

图 2.94 断裂的肌腱通过掌长肌腱转位缝合。

图 2.95 浅屈肌腱断裂示意图。清除坏死的肌腱组织和远端指浅屈肌腱。最后,通过改良 Kirchmayr 法移位第 4 指浅屈肌腱至第 3 指深屈肌腱,额外固定缝合。

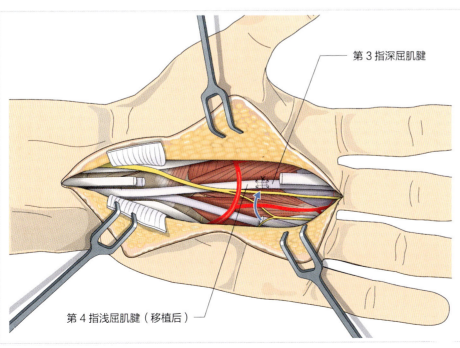

第 3 指深屈肌腱

第 4 指浅屈肌腱(移植后)

2.4 手指

2.4.1 掌指关节滑膜炎清除术

适应证：掌指关节滑膜炎，经6~12周的药物治疗和局部注射治疗（可的松浸润）之后仍持续肿胀；掌指关节破坏的唯一干预措施：Larson分型不超过0~Ⅱ/Ⅲ阶段。

知情同意：肌腱断裂（包括继发原因），神经损伤。

手术器材：标准手外科操作设备。

体位：仰卧位，置于手架上。

特殊注意：皮肤切开时伸肌腱钩须直接置于皮下；如果手指出现尺偏的话，有必要行桡侧伸肌腱钩回术，同时行尺侧管松解术。

手术入路：沿掌指关节的背侧做横行切口（图2.96）。

关键步骤：术中对周围组织的纵行牵拉来标记掌侧关节腔。

手术技术：如图2.97所示。

并发症：关节滑膜炎复发；手指进展性的尺侧偏曲。

术后处置：术后即刻全范围活动。早期的主被动手指锻炼。当有桡侧牵引时，可以设计符合人体工程学的动态屈指石膏。

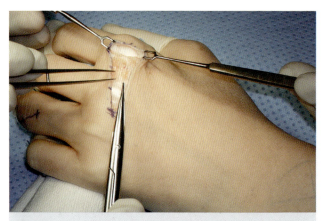

图2.96 伸肌腱钩的尺侧和桡侧切口，可见章节2.4.2详述。

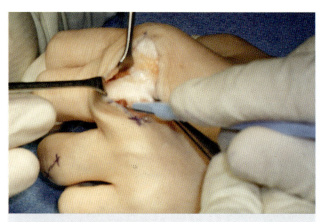

图2.97 伸肌腱帽的桡侧和尺侧切口，相关过程参见章节2.4.2。

2.4.2　掌指关节的斯旺森（Swanson）假体

适应证： 拉森（Larsen）Ⅲ～Ⅴ级掌指关节损伤同时出现严重的临床症状；运动丧失；腱帽尺侧滑移；无瘢痕挛缩或掌指关节无法被动纠正的中轴偏向畸形。

知情同意： 假体折断或者脱位，肌腱断裂（包括继发原因），手指功能丧失，骨折或者穿孔，长期关节活动度 0°~20°~70°，肉芽肿。

手术器材： 可选择的关节假体，标准手外科设备，X线机器。

体位： 仰卧位，置于手架上。

手术入路： 掌指关节背侧横行切口（图 2.98，可见章节 2.4.1）。单一掌指关节植入可以通过纵行切口施行（图 2.99）。

关键步骤： 沿掌侧 10° 偏曲切除掌骨头。在打开骨髓腔后定位需切除的表面位置。在植入斯旺森（Swanson）假体时应注意关节囊和关节韧带的松紧度。通过在桡侧折叠缝合重建腱帽，移开尺侧关节间盘和浅肌腱，打开关节囊。

特殊注意： 当出现关节挛缩时，松解尺侧韧带，将桡侧韧带于骨附着点游离，更偏向桡侧行折曲固定与骨重新接合，将尺侧骨间肌移向桡侧。

手术技术： 如图 2.100~图 2.111 所示。

特殊并发症： 如图 2.112、图 2.113 所示。功能丧失，假体折断或半脱位，感染，错位的复发（特别是尺偏），关节不稳，关节僵硬。

术后处置： 术后 X 线检查，即刻全范围屈曲和伸展活动，提供指曲手套（Finger flexion glove）进行早期手指锻炼，整形夹板固定 1 周，使用符合人体工程学的个体化手指动态伸夹板尺侧牵拉 3 个月。

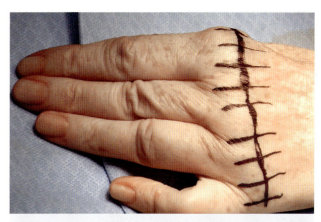

图 2.98　掌指关节背侧的横行切口可用于多关节假体植入。

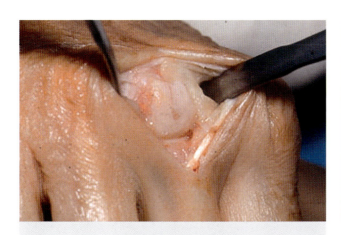

图 2.99　纵行切口也可以行单关节假体植入。此处无轴向变形，可纵行从中线部位打开伸肌腱膜。

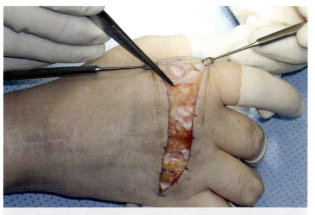

图 2.100　暴露伸肌腱，松解尺侧。当伸肌腱脱位时，松解桡侧可随后固定。

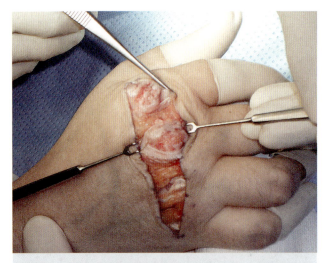

图 2.101　Littler 法调整关节回复中心位置，调整软组织平衡。

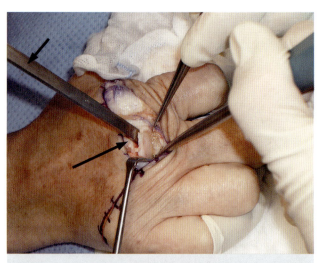

图 2.102　暴露关节，同时行广泛性滑膜切除术，行关节表面截骨术。去除掌侧粘连部分（箭头所示掌侧关节囊）。

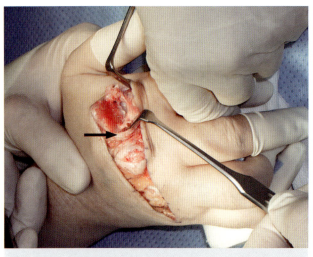

图 2.103　用摆锯切除关节表面，沿 10° 掌偏切除掌骨头。用 Langenbeck 拉钩将附属韧带拉往旁侧，保护其免受损伤。

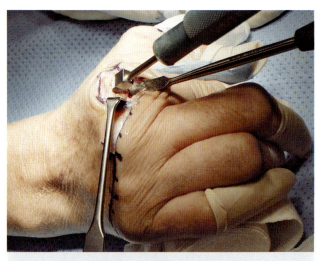

图 2.104　打开骨髓腔，用髓腔锉逐渐扩髓，指骨近端重复上述方法。

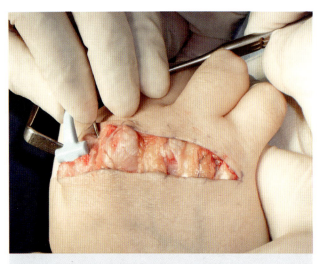

图 2.105　判定合适的假体型号，试模植入。

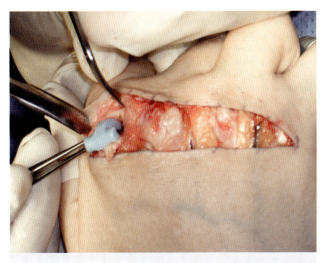

图 2.106　插入试模并评估关节压力后，检查假体是否匹配、平衡。必要时，可先松解桡侧副韧带，并先经骨固定后再植入假体。对于严重的偏斜，也可将骨间肌自尺侧向桡侧移位。

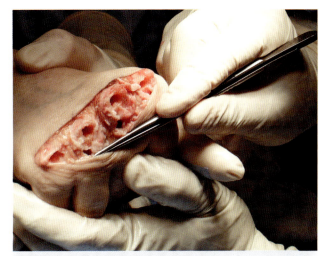

图 2.107　植入假体的手术部位。

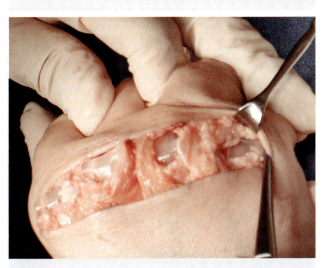

图 2.108　斯旺森（Swanson）假体植入后的手术部位。

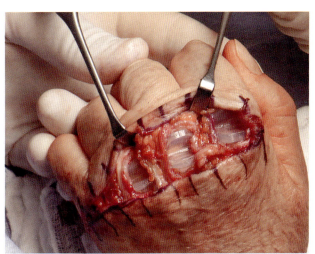

图 2.109　NeuFlex 假体植入后的手术部位。

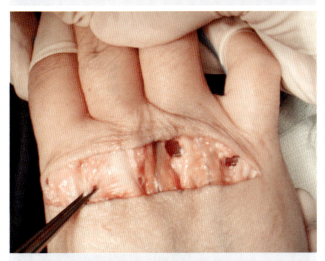

图 2.110　重建伸肌功能，桡侧伸肌功能复原（使用镊子模拟牵拉功能）。

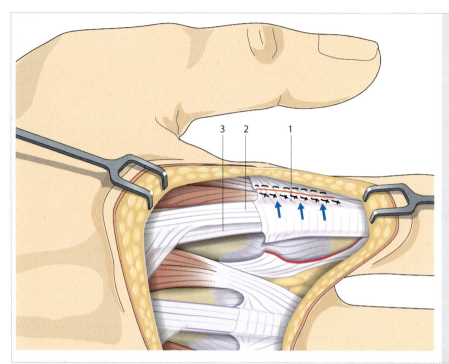

图 2.111 桡侧伸肌结构的褥式缝合示意图。对于严重的肌挛缩，可以将尺侧骨间肌转移至桡侧，同时行桡侧肌腱短缩术。1. 指背浅桡侧腱间韧带（Lansmeer 韧带）；2. 指伸肌腱；3. 示指伸肌腱。

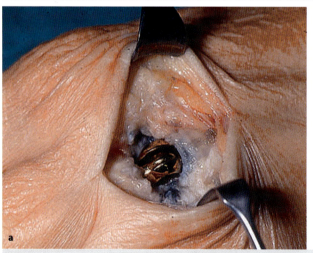
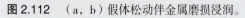
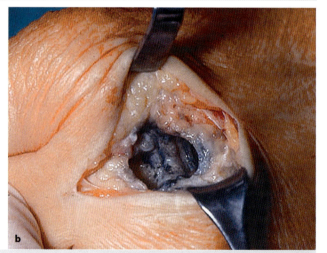

图 2.112 （a，b）假体松动伴金属磨损浸润。

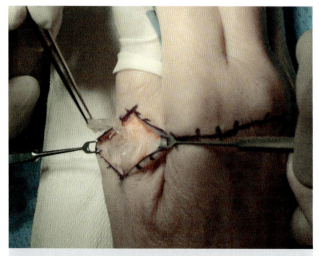

图 2.113 拇指关节内破损的斯旺森（Swanson）假体。

2.4.3 近端指间关节融合术

适应证： 进展型的拉森（Larsen）Ⅳ~Ⅴ级损伤并伴轴向偏斜或旋转畸形。使用假体修复惯用手的第 2 近端指间关节损伤时首选该术式（使用时受力较大）。Ⅲ~Ⅳ期的"鹅颈"畸形或纽扣花样畸形。

知情同意： 术后关节位置（第 2、第 3 指：屈曲 20°~30°；第 4、第 5 指：屈曲 30°~40°），最终功能位在术中确定，骨折，假体断裂或脱位，感染，短指畸形，功能丧失，掌指距离不一，假性关节形成。

手术器材： 标准手外科器械包；1mm 克氏针和 0.8mm 环扎钢丝；空心螺钉；透视检查设备。

体位： 仰卧位，手置于手架上，需 X 线检查。

手术入路： 近端指间关节背侧入路（图 2.114、图 2.115）。

关键步骤： 根据所需的屈曲形态重新固定关节面。在螺钉钻孔和插入的过程中注意观察关节位置是否有旋转情况。

手术技术： 如图 2.116~图 2.119 所示。

其他术式： 张力带接骨术；拇指掌指关节可使用相同术式，见章节 2.4.5。

术后处置： 术后 X 线检查；使用整形夹板固定 6 周。

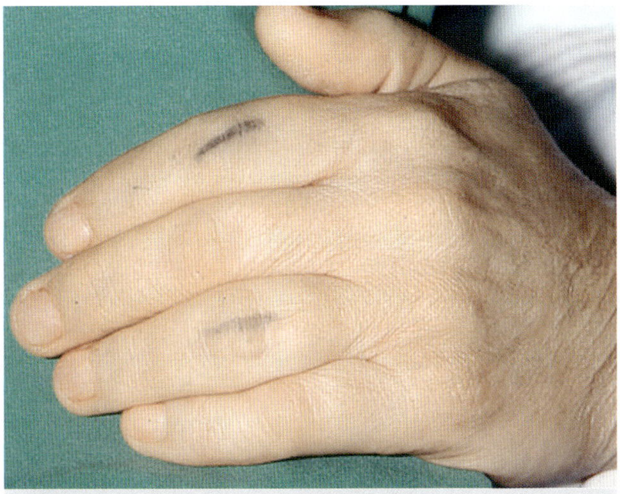

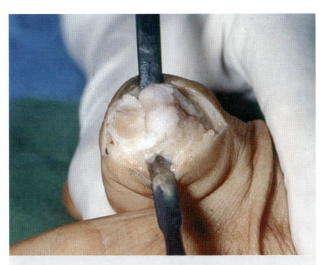

图 2.114 在近端指间关节背侧皮肤做纵向切口，也可以做背侧弧形切口。

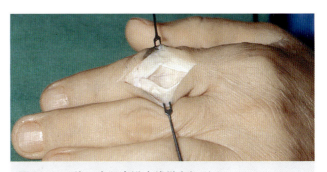

图 2.115 将正中肌束沿中线纵向切开。

图 2.116 暴露关节面并去除关节软骨。

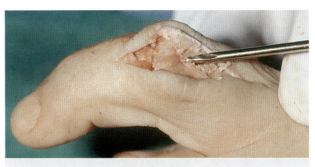

图 2.117 按所需的屈曲位固定并预先钻好螺钉定位孔。

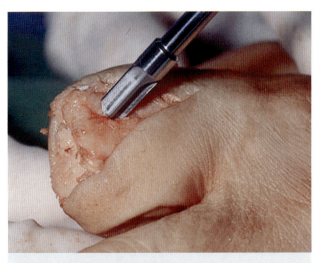

图 2.118 使用钻头完成钻孔。

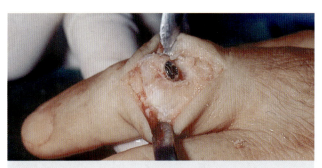

图 2.119 将用于关节固定的空心螺钉插入。

2.4.4 近端指间关节置换术

适应证：拉森（Larsen）Ⅳ~Ⅴ级损伤并伴第3~第5指明显的临床症状；轴向偏斜；关节不稳定。

知情同意：假体损坏，肌腱断裂（包括继发原因），近端指间关节功能丧失，骨折/骨穿孔，肉芽肿形成，关节不稳，关节僵硬。

手术器材：可供选择的假体系统；标准手外科器械包。

体位：仰卧位，手置于手架上，有时需X线检查。

特殊注意：由于使用时受力较大，惯用手的第2指间关节应首选关节融合术。

手术入路：如图2.120所示，也可参考章节2.4.3。同时也可选择掌侧或侧方入路。

关键步骤：经肌腱间入路暴露关节（章节2.4.3），或切除附着于中节指骨远端背侧的中央肌束（之后再经骨固定），或切断中央肌束的肌腱。打开髓腔，复位关节切面。假体植入过程中测评关节囊和韧带的张力。

手术技术：如图2.121~图2.126所示。

其他术式：斯旺森（Swanson）假体置换。

特殊并发症：关节功能丧失；假体损坏或脱位；关节感染；关节错位；关节不稳；关节僵硬；肉芽肿形成。

术后处置：术后X线检查，尤其是掌指关节和远端指间关节要及时进行轻微活动。根据术后中央肌束的重建情况和最初的屈曲受限程度不同，该处置可持续数周。

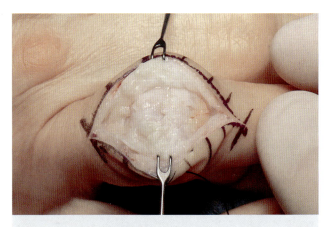

图 2.120 将中央肌束沿中线做纵向切开（章节2.4.3，关节融合术的手术入路）。

2

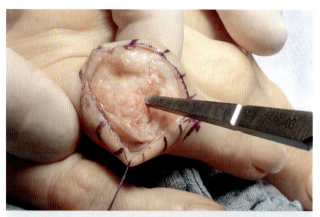

图 2.121 暴露近端关节面并去除关节软骨后，用钻打开近端关节的骨髓腔。

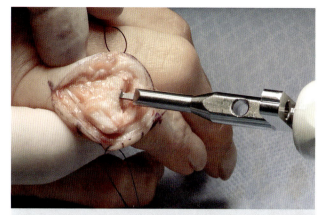

图 2.122 依次换用更大号的锉扩骨髓腔。

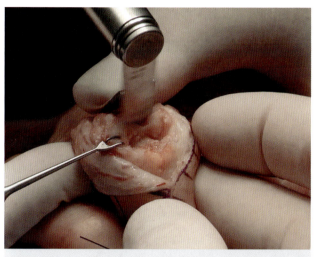

图 2.123 使用摆锯将关节面切除。

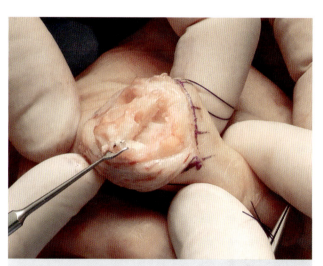

图 2.124 将断面相互对齐。

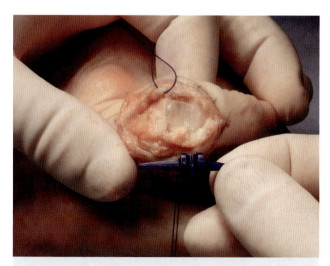

图 2.125 使用试模确定尺寸后，植入假体。

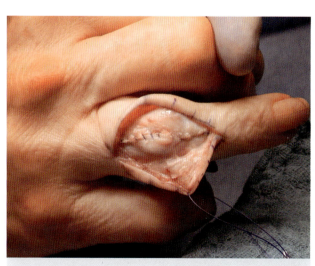

图 2.126 重建伸肌腱帽，将切口逐层缝合。

2.4.5 拇指掌指关节融合术

适应证：拉森（Larsen）Ⅳ~Ⅴ级损伤，纽扣花畸形，致残或影响功能的关节不稳定性疾病。

知情同意：术后关节骨位置（10°屈曲，轻度对掌），骨延迟愈合或不愈合，骨折，植入假体断裂或脱位。

手术器材：标准手外科器械包，0.8mm环扎钢丝，1mm克氏针，透视检查设备。

体位：仰卧位，手置于手架上，有时需拍摄X线片。

手术入路：拇指掌指关节背侧或桡侧做弧形切口（图2.127）。

关键步骤：拇指位置：仔细操作防止近端指骨尺偏（拇指和手掌能张开足够大的角度拾取物品是很重要的）。拇指轻微对掌：术中进行拇指夹捏测试。

手术技术：如图2.128~图2.131所示。

其他术式：空心螺钉关节融合术，但对于骨质疏松的患者较不稳定。

术后处置：术后X线检查，使用整形夹板固定6周，应积极主被动活动指间关节。

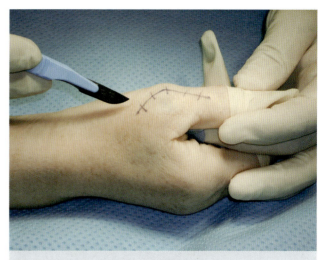

图2.127 拇指掌指关节的桡侧弧形切口。

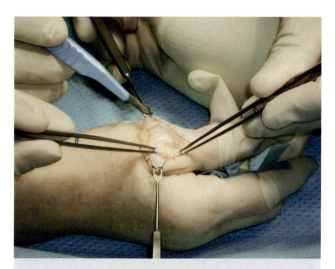

图2.128 将伸肌腱拉向一侧，行背侧纵向被膜切开术。

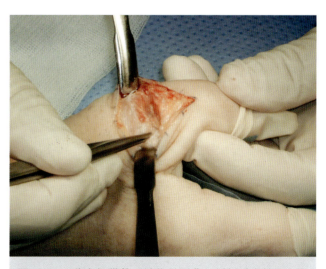

图2.129 分离韧带使近端指骨屈曲，缓解手掌粘连。去除关节面软骨后，行保留软骨下骨的清创术。

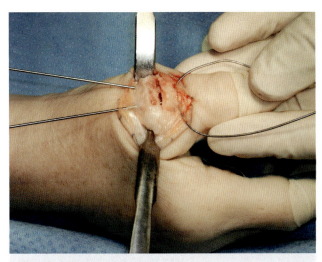

图 2.130　将环扎钢丝插入近节指骨底部。把一个短套管嵌入钻孔并横穿过近节指骨。通过附加套管的钻孔，将环扎钢丝再次插入并拉出。截骨表面以预设的角度呈现（屈曲 10°）。因为风湿性畸形常导致拇指的内收挛缩，故可能需要额外的桡侧偏斜的截骨术开口。两根细克氏针从背侧近端插入到掌侧远端，用来固定此位置。预先打好钻孔，深度以对侧皮层遇到阻力为准。应用术中 X 线增强透视检查来确认位置。

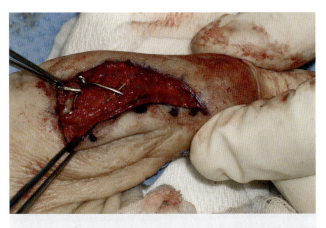

图 2.131　环扎钢丝以数字"8"形缠绕克氏针并拧成闭合的环扎钢丝。弯曲并截短克氏针。逐层闭合伤口。

2.4.6　鹅颈畸形的 Littler's 内在肌松解术

鹅颈畸形引起的功能减退比纽扣花样畸形更甚。屈肌和伸肌之间的不平衡导致近侧指间关节过伸和远侧指间关节屈曲。近节指骨掌侧半脱位引起骨间肌和蚓状肌运动方向的改变。

适应证： 手指屈曲功能丧失（Ⅱ期，近端指间关节无法主动屈曲但仍可被动屈曲，图 2.132）。

鹅颈畸形分期：

Ⅰ期：能够完全主动握拳，考虑皮肤固定术和肌腱固定术。

Ⅱ期：近端指间关节在某些姿势的主动屈曲受限，但仍可被动屈曲。近端指间关节屈曲受掌指关节姿势影响，考虑 Littler's 松解和复位。

Ⅲ期：近端指间关节运动在任何姿势均受限，行指浅屈肌腱固定术和中央腱切断术。

Ⅳ期：关节表面破坏，当不能被动矫正时行关节融合术。

知情同意： 僵硬，病情复发和进展。

手术器材： 标准手外科手术包。

体位： 仰卧位，手置于臂桌上，必要时使用外科显微镜。

特殊注意： 鹅颈畸形是由于在相应的手掌上，掌指关节掌侧半脱位引起的。

手术入路： 在受累手指的掌骨行横向切口（图 2.133）。

关键步骤： 通过掌指关节切口暴露皮下伸肌腱帽至近端指间关节。

手术技术： 如图 2.134~ 图 2.138 所示。

并发症： 切开时伸肌腱帽损伤；侧腱束松解不充分（在桡侧和尺侧肌腱区，从皮下至近侧指间关节）伴有近节指骨底掌侧半脱位。

术后处置： 石膏固定掌侧近中节指骨 2 周（以保证在主动屈曲时掌指关节近节指骨固定）。皮肤缝线拆除后，使用符合人体工程学的个体化手指动态背伸夹板固定 3 个月，使掌指关节在屈曲时集中（桡侧牵拉）。

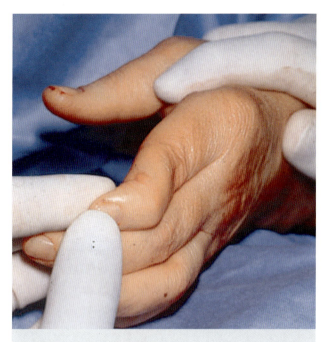

图 2.132 典型的鹅颈畸形。该畸形无法主动矫正，但仍可被动矫正。

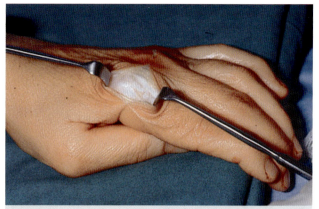

图 2.133 在掌指关节做横行切口并暴露伸肌腱。

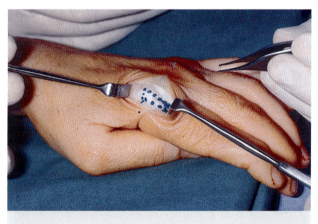

图 2.134 标注腱间板表面的轮廓。

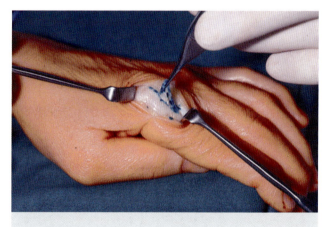

图 2.136 将腱束从桡侧和尺侧肌腱区拉出。

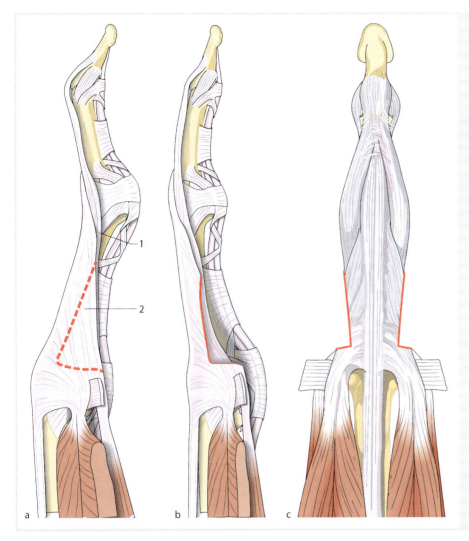

2

图 2.135 内在肌松解示意图。
（a）在腱间板表面切除三边腱窗的桡侧和尺侧 Landsmeer 韧带，1. 斜支持韧带（Landsmeer 韧带），2. 侧腱束；（b）内在肌松解术后尺侧视角；（c）内在肌松解术后背侧视角。

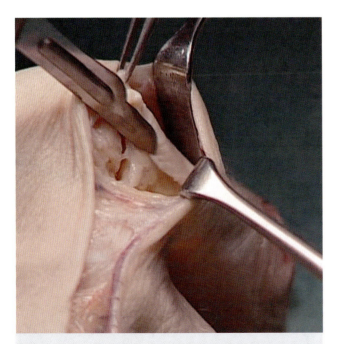

图 2.137　在中央腱束和从双侧侧腱束到近端指间关节之间行皮下内在肌松解术。

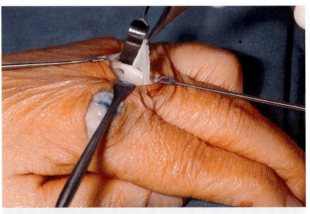

图 2.138　暴露切开的侧腱束。

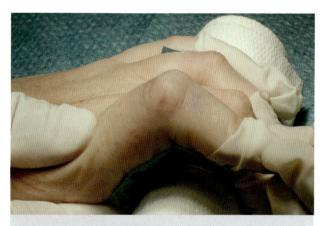

图 2.139　Ⅱ期纽扣花样畸形。

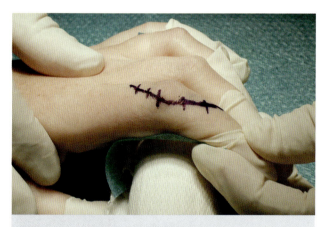

图 2.140　近端指间关节背侧纵行切口。

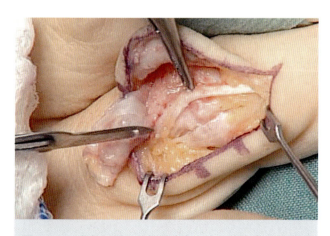

图 2.141　准备两侧的外侧腱束各一半，将半束连接到近侧指间关节，关闭纽扣孔。

2.4.7　纽扣花样畸形

多达 30%~40% 的患者罹患纽扣花样畸形。伸肌组织的延长引起近端指间关节屈曲畸形和远端指间关节过伸，导致关节侵蚀和错位。

适应证：近端指间关节Ⅱ期滑膜炎（被动矫正仍有可能，图 2.139）。

纽扣花样畸形分期：

Ⅰ期：早期屈曲畸形，近端指间关节屈曲 10°~15°。易通过早期关节滑膜切除术（ASE）和中央伸肌腱束折叠术被动矫正。

Ⅱ期：中度畸形，近端指间关节屈曲小于 60°。易通过 ASE 和中央腱束重建被动矫正。

Ⅲ期：中度畸形，近端指间关节屈曲小于 60°。不能完全被动矫正，用动态夹板伸展，后续治疗同Ⅱ期。

Ⅳ期：重度的固定的屈曲畸形，在一个固定的屈曲位行关节融合术。

知情同意：病情复发，畸形的持续存在伴发近端指间关节功能损害。

手术器材：标准手外科手术包。

体位：仰卧位，手放于臂桌上。

手术入路：近端指间关节背侧纵行切口（图 2.140）。

关键步骤：准备两侧的外侧腱束各一半。滑膜切除术优先将半束连接到近端指间关节（关闭纽扣孔）。必要时，在矫正位暂时用克氏针固定近端指间关节 2~3 周。

手术技术：如图 2.141~图 2.143 所示。

特殊并发症：修复失败，畸形持续存在。

术后处置：近端指间关节轻柔地主动和被动运动 6 周，从而避免肌腱成形后异常延长。

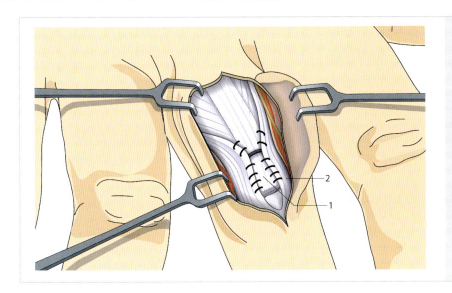

图2.142　活动外侧束并重新复位至指背部中心位置。1. 中间束；2. 外侧束。

2

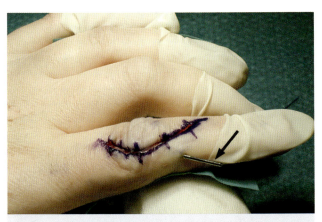

图2.143　纽扣花样畸形通过克氏针固定（箭头），术后近端指间关节自发性体位。

2.4.8　大多角骨切除并悬吊关节成形术（拇指腕掌关节损伤）

适应证： 拉森（Larsen）Ⅳ~Ⅴ级拇指腕掌关节炎，同时有严重的临床症状；第1腕掌关节不稳定合并半脱位。

知情同意： 持续性力量减退，骨折，桡神经皮质的损伤，血管损伤（鼻烟窝处的桡动脉）。

手术器材： 标准手外科设备，必要时需要外科显微镜。

体位： 仰卧位，手置于手桌上，可行X线检查。

特殊注意： 桡侧腕长伸肌腱（ECRL）、桡侧屈腕肌（FCRL）、拇长展肌（APL）关节成形术。若同时出现拇指鞍部关节不稳，该术式则不能纠正掌指关节不稳。

手术入路： 第1掌指关节基底部到第2掌指关节基底部的纵行或斜行切口，和2cm的横行切口（距李斯特结节近端6cm，以获取1/3的桡侧腕长伸肌腱）。

其他手术入路： 如果腕关节屈曲存在，可从关节部位去除桡侧屈腕肌（仅需一个切口），也可以通过相同切口处置拇长展肌。

关键步骤： 在鼻烟窝处牵拉保护桡动脉，"H"形切开第1腕掌关节后囊，完整切除大多角骨。用3.5mm电钻在第1掌指关节基底部打2个孔，用以容纳肌腱移植（注意：保留足够大的骨桥）。暴露第2掌指关节桡侧腕长伸腕肌的插入位置，将手术钳置入肌腱之下。通过李斯特结节近端的背侧切口暴露第2掌指关节的桡侧腕长伸肌腱。分离1/3的桡侧腕长伸肌腱，用Halsted钳牵拉至第2掌骨基底部的固定部位。将肌腱置于第1联合处的神经血管下方，通过钻孔固定。将第1掌骨基底和第2掌骨基底靠近并齐，确保拇指长度。将获取的肌腱牢固缝合在既定位置。将剩余的约6cm的肌腱卷曲成球状插入到切除的大多角骨后的预留位置。用克氏针固定第1和第2掌骨以保证第1联合处开放并固定骨性结构。此步骤也可不用克氏针固定。

手术技术： 如图2.144~图2.154所示。

并发症： 桡动脉损伤；肌腱断裂；肌腱穿行第1掌骨骨通道处的骨折；因第1掌骨基底向大多角骨突起所致的拇指短缩。

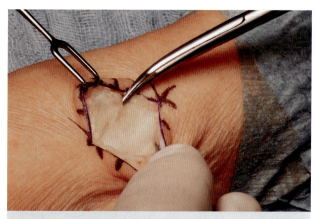

术后处置：术后 X 线检查，石膏固定 6 周，然后拔除克氏针。逐渐增加锻炼和活动度。

图 2.144 分离拇长展肌和拇短伸肌，可见大多角掌骨关节。

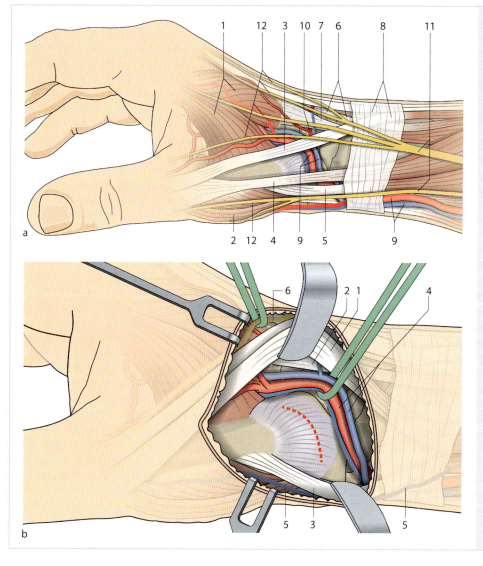

图 2.145 （a）腕关节桡侧解剖：1. 第一骨间肌；2. 拇短展肌；3. 拇长伸肌腱；4. 拇短伸肌腱；5. 拇长展肌腱；6. 桡侧腕短伸肌腱；7. 桡侧腕长伸肌腱；8. 伸肌支持带；9. 桡动脉及静脉；10. 腕背支（桡动脉）；11. 桡神经浅支；12. 指背后神经。（b）暴露和牵拉桡动脉后，沿拇指鞍形关节虚线开放关节囊。1. 拇短伸肌腱；2. 桡侧腕长伸肌腱；3. 拇长展肌；4. 桡动脉和静脉；5. 头静脉；6. 桡神经浅支。

2

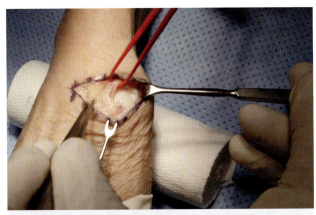

图 2.146 横行切口更适合桡侧腕长伸肌腱，通过第 2 个切口可以获得桡侧腕长伸肌腱，深层分离可见大多角掌指关节。必要时，从近端暴露桡动脉用环牵引避免损伤。

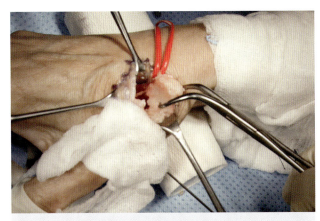

图 2.147 在直视下锐性分离挛缩的大多角骨关节囊韧带，用螺丝锥可方便完整切除大多角骨。如果有严重挛缩需行截骨再切除大多角骨。

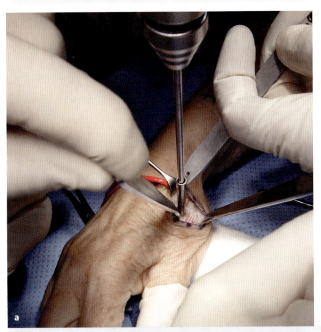

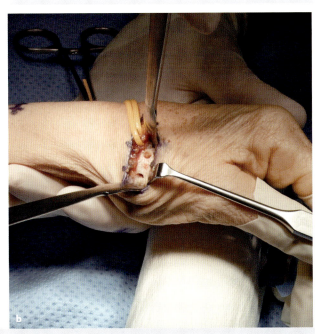

图 2.148 （a）第 1 掌骨基底钻洞；（b）在孔之间留出足够的骨桥。

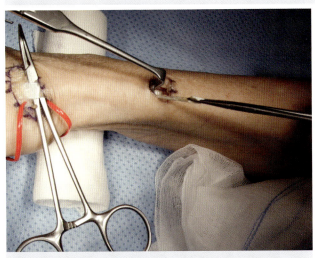

图 2.149 通过近端的平行切口定位桡侧腕长伸肌腱。也可选：拇长展肌 / 桡侧腕长伸肌腱悬吊关节成形术。

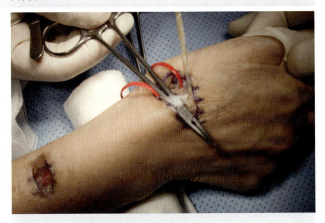

图 2.150 桡侧腕长伸肌腱的远端部分。

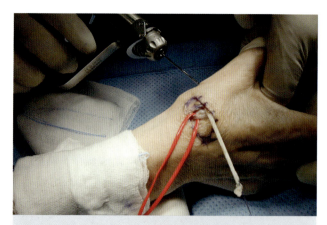

图 2.151 通过克氏针固定第 1 和第 2 掌骨基底来保护腱成形术。

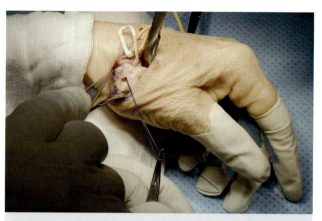

图 2.152 分离 1/3 桡侧腕长伸肌腱，用 Haslted 钳往远端牵拉。

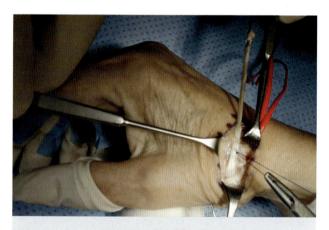

图 2.153 缝合桡侧腕长伸肌腱并将多余部分卷曲。

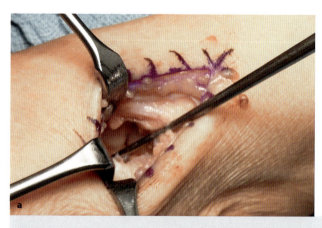

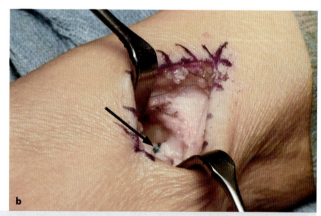

图 2.154 通过关节内获得桡侧屈肌腱行悬吊关节成形术。或者，不需要额外的切口，将获取的 1/3 拇长展肌通过关节囊背侧置于桡侧腕伸肌下方固定（箭头），拇指应保持纵向紧绷的位置，然后再行缝合。

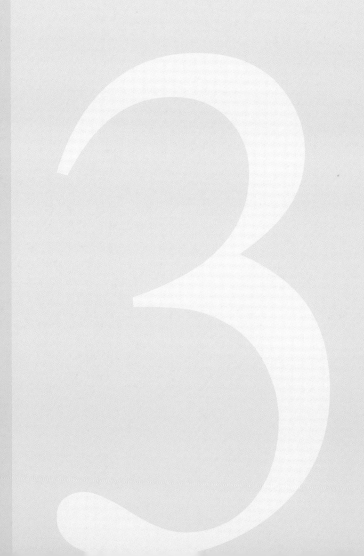

第 3 章

肘关节

第 3 章　肘关节

S. Sell, S. Rehart, C. Chan, M. Henniger

3

3.1　肘关节滑膜切除术

3.1.1　关节镜下肘关节滑膜切除术

适应证：拉森（Larsen）0~ Ⅱ / Ⅲ 级肘关节滑膜炎，经过药物治疗和激素注射治疗无效者。

知情同意：存在复发，感染，神经损伤的风险，术后 6 周可能需要放射线或药物治疗。

手术器材：标准肘关节镜器械；特殊器械：刨削系统和电灼烧。

体位：仰卧位，止血带固定于上臂近端。使用上肢牵引装置悬吊手臂，使肘关节保持 90° 屈曲（图 3.1）。

手术入路：如图 3.2~ 图 3.5 所示。

手术技术：如图 3.6 所示。

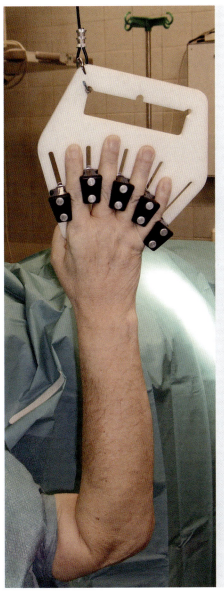

图 3.1　固定，消毒，铺单。将手臂置于牵伸装置上，两侧给予 3kg 牵引。

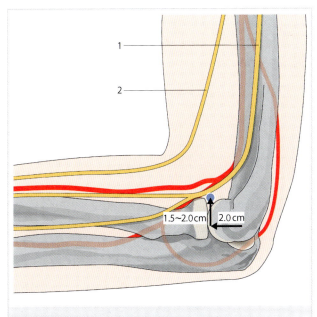

图 3.2　前外侧入路：距离外上髁远端 2.0cm，前方 1.5~2.0cm。1. 桡神经；2. 外侧皮神经。

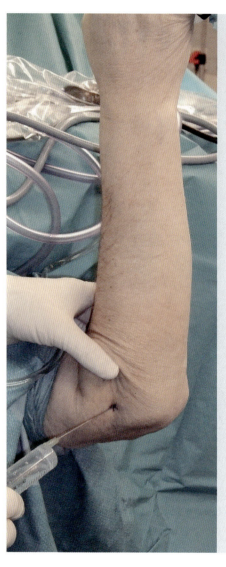

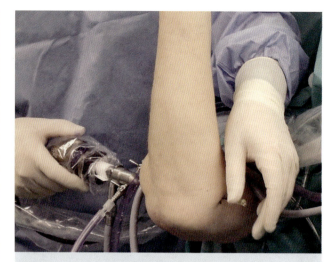

图3.3 穿刺点位于桡骨小头前外侧，抽出关节液用于检查分析，同时冲洗关节腔。

图3.4 在插入套管针并且冲洗关节腔后，直视下将第二个通道置于之前穿刺点的对侧。

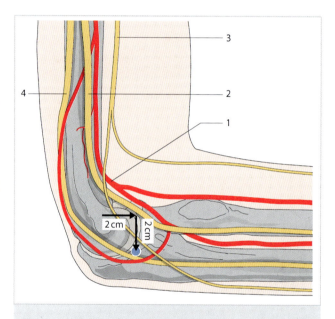

图3.5 前内侧入路：距离内侧髁远端2cm，前方2cm。1. 肱动脉；2. 正中神经；3. 内侧皮神经；4. 尺神经。

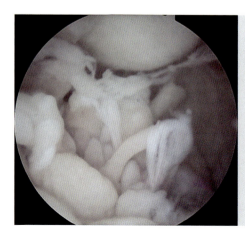

图3.6 严重的肘关节内滑膜炎，使用刨削器和雾化刀清除滑膜。

3.1.2 肘关节切开滑膜清除术

适应证：拉森（Larsen）0~ Ⅱ / Ⅲ级肘关节滑膜炎，经过药物治疗和激素注射治疗无效或患者出现进行性的肘关节破坏时，视患者病情，采取关节镜滑膜清除；超声提示局限性滑膜炎，关节外囊肿或类风湿结节；具有典型的临床综合征和关节活动障碍，特别是存在肘关节伸直障碍为切开手术适应证；前臂旋前、旋后疼痛以及桡骨小头破坏则建议行桡骨小头切除术。

知情同意：复发，感染，瘢痕造成的活动度降低。

手术器材：标准手术器械。

体位：仰卧位，手臂外展，可放置于手桌上（图3.1）。

手术入路：如图 3.7~ 图 3.9 所示。

手术技术：如图 3.10、图 3.11 所示。

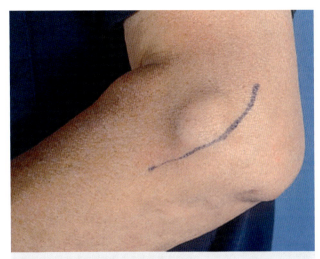

图 3.7 外侧切口：从近端靠近桡骨小头 3cm 处起，经过桡骨小头，向远端延伸至桡骨小头后外侧。

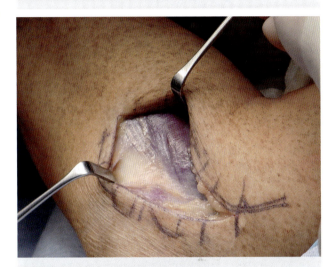

图 3.8 指深筋膜由前方切开，可见大约 1cm 宽的条索状关节囊覆盖于肱骨上。后方显露于尺侧腕伸肌和肘肌间的筋膜部位。肌肉组织不要从肱骨剥离。

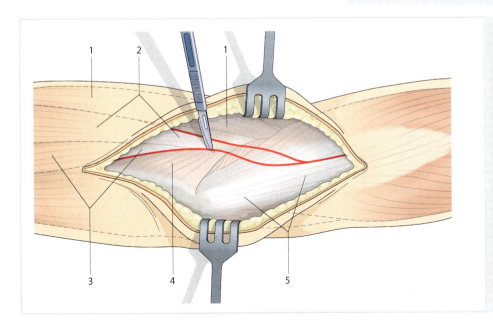

图 3.9 手术入路：位于尺侧腕伸肌和肘肌之间切口显露后方组织，位于指伸肌与桡侧伸肌之间切口显露前臂前部。1.桡侧腕长伸肌；2.指伸肌；3.尺侧腕伸肌；4.肘肌；5.肱三头肌腱。

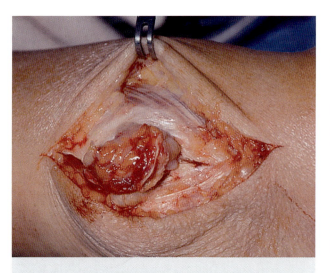

图 3.10 后方关节囊切开后，可见隆起的滑膜组织和桡骨小头。肘关节屈曲以利于前方滑膜切除；肘关节伸展以利于保留肌肉的后方滑膜切除；清除肘关节后方鹰嘴窝内滑膜。注意：尺神经处于内侧无保护状态，应避免损伤。

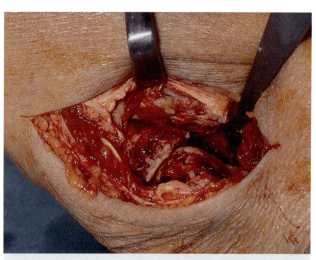

图 3.11 滑膜切除后的术区。在肘关节伸直严重受限的病例，应同时行全关节松解术。肘关节屈曲位能够轻松到达关节。关节囊的松解从肱骨头近端开始，向近端剥离至距关节一个手掌距离，这是桡神经的安全距离。如果残留伸直功能障碍，可直视下小心地于尺骨冠状突处切开关节囊。切开轨迹从尺骨冠状突上方，垂直于尺骨中线，至尺骨中线。使用锉刀剥离关节囊。

3.1.3 肘部类风湿结节和滑囊切除术

适应证：受到机械破坏的或扩大的伴有明显炎症的类风湿结节或急性鹰嘴滑囊炎（图 3.12）。

知情同意：切口愈合不良可能需第二次处理切口，复发。

手术器材：标准手术器械，止血带。

体位：仰卧位，手臂外展置于手桌上。如果患者同侧肩关节活动度差，可选择俯卧位利于手臂悬挂和屈曲。

手术技术：如图 3.13 所示。

并发症：切口愈合不良。

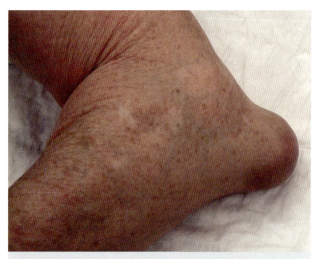

图 3.12 左肘部类风湿结节，尺骨鹰嘴滑囊炎。通常选择纵行切口，为今后的人工关节置换术做准备。

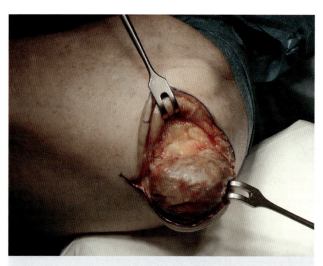

图 3.13 切除类风湿结节和滑囊后所见，可辨认出尺神经。

3.2 人工肘关节置换术

适应证： 拉森（Larsen）Ⅳ ~ Ⅴ级的骨与关节破坏；或关节处软骨面仍完好，但是关节稳定性和功能已经丧失。

知情同意： 可能发生假体松动，脱位，假体周围骨折 – 假体穿出，感染，丧失活动功能。

手术器材： 关节置换器械。

体位： 俯卧位，在上臂下方横向放置一个短的定位卷。术中位置需要允许肘关节屈曲。准备术中进行 X 线检查（图 3.13）。

注意事项： 注意体位相关造成的神经损伤，如前方压迫损伤正中神经，手术部位的尺神经损伤（拉钩、手术刀刮碰）。

手术入路： 后方切口，可以选择切开肱三头肌，或者做肱三头肌腱"V"形切开，保持肌腱与鹰嘴连接（图 3.18）。

关键步骤： 根据操作规范确定肱骨插入位置，通过试模调整两侧假体的张力，小心仔细地连接假体的组件；有多种假体可供选择，从非限制性假体到限制性假体均可使用，假体的选择需要根据术前骨质条件以及关节稳定性来确定。

手术技术： 如图 3.14~ 图 3.33 所示。

注意事项： 假体翻修（图 3.34、图 3.35）。

并发症： 谨防假体柄髓内植入位置错误；因骨质疏松造成术中骨折；神经损伤。

术后处置： 术后 2 周内，石膏固定肘关节，保持 30° 屈曲。夜间包扎完好，避免过度屈曲使缝线张力过大导致切口裂开和感染。2 周后进行主、被动关节活动度练习，不限制活动角度。每天练习 6 次，每次持续 20 分钟（图 3.36）。

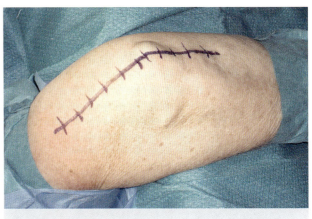

图 3.14 患者取侧卧位，肘关节自由下垂固定在上臂垫上。标记后方皮肤切口。切口按需要可选择纵向弧形切口，略偏向桡侧。

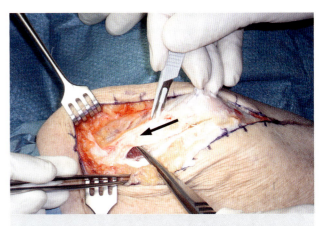

图 3.15 肱三头肌腱"V"形皮瓣（箭头所示）。

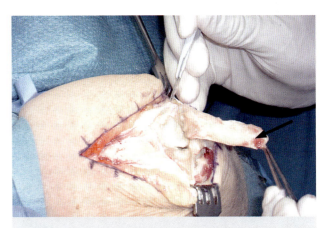

图 3.16 肱三头肌腱瓣与尺骨鹰嘴相连（肱三头肌腱瓣，如箭头所示）。

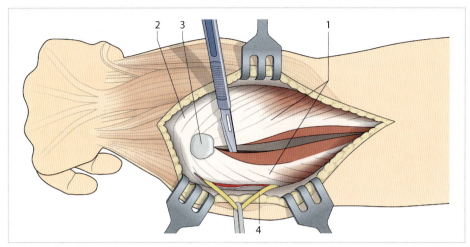

图 3.18　切口示意图：1.肱三头肌；2.尺侧腕屈伸肌；3.尺骨鹰嘴；4.尺神经。

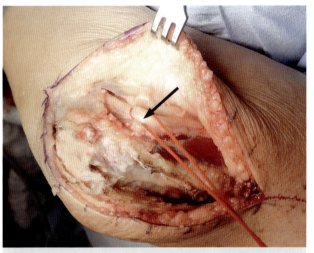

图 3.17　另一个可选择的入路为纵向切开肱三头肌。使用骨凿将肱三头肌从尺骨上分离。显露并牵拉尺神经（箭头所示，常因炎症发生粘连），避免损伤。尺神经显露和牵拉十分重要，因为神经在滑膜组织旁处于无保护状态，滑膜切除极易损伤神经。

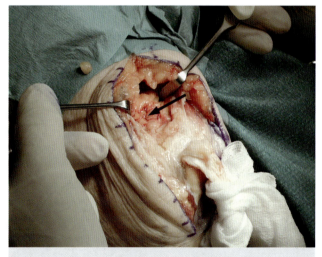

图 3.19　肘关节后方滑膜切除，箭头所示为鹰嘴窝内滑膜。

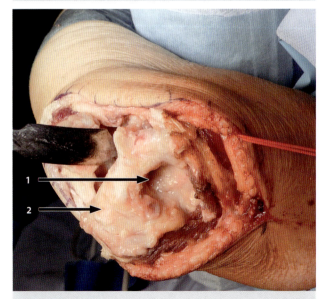

图 3.20　显露远端肱骨：1.鹰嘴窝；2.肱骨髁。

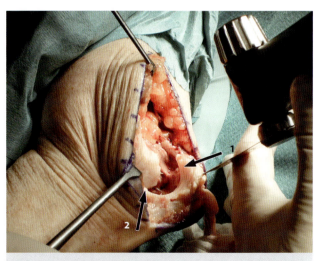

图 3.21　1.切除鹰嘴的周围和尖端部位；2.切除冠状突的尖端，将关节囊从冠状突上剥离。关节松解术可以促进关节的暴露。

3

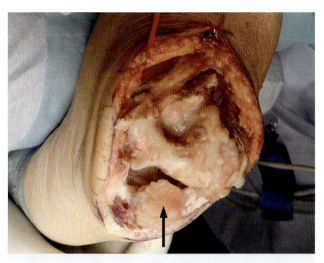

图 3.22　截掉桡骨小头，清理滑膜。

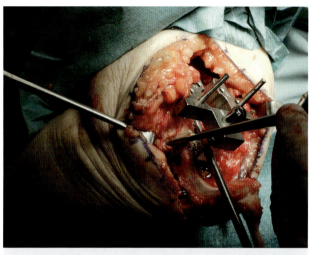

图 3.23　打开并处理肱骨干，关节面切除。注意：对于骨质疏松患者的手术操作一定要小心，切除和磨钻操作参照指南（捷迈邦美 GSB Ⅲ，温特图尔市，瑞士）。

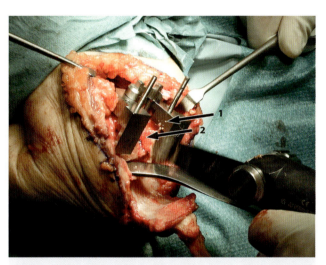

图 3.24　肱骨的截骨模块置于肱骨远端。必须格外注意不要将近端内、外髁过多截骨。1. 截骨模块；2. 髁间截骨。

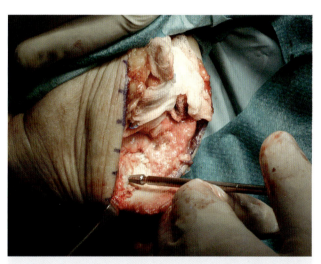

图 3.25　确定尺骨骨髓腔插入位置，插入点较靠后。用髓腔锉逐渐扩髓直至匹配。磨锉的组织质地常较硬。

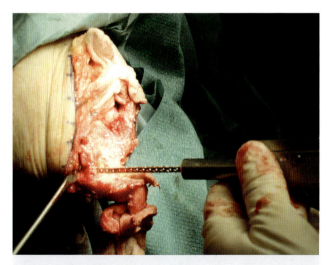

图 3.26　使用髓腔锉扩充尺骨髓腔。

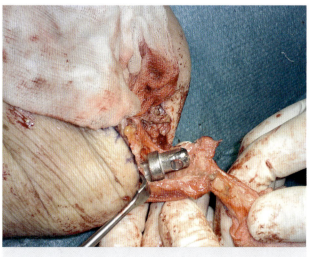

图 3.27　插入尺骨试模。

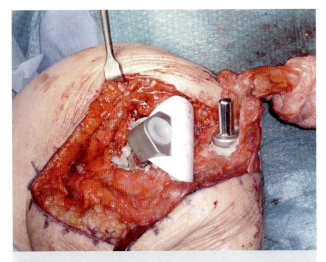

图 3.28　骨水泥固定肱骨和尺骨假体组件。使用高黏度骨水泥，因为其能够更好地填满髓腔。

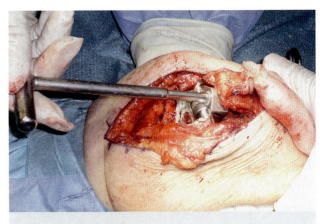

图 3.29　仔细连接假体组件。

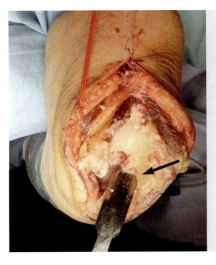

图 3.30　如果存在明显的关节不稳，应选择限制性假体。谨慎处理假体模块和内外髁。箭头所示截骨情况。

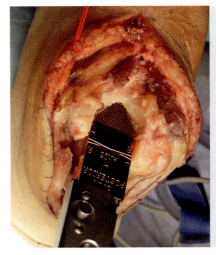

图 3.31　髓腔锉处理肱骨。

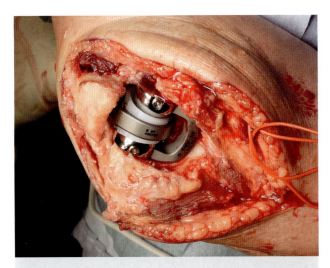

图 3.32　假体组件可以先分别用骨水泥固定，然后连接。这样有利于翻修。肱骨假体植入时，可以根据需要在假体前方放置一枚骨片。

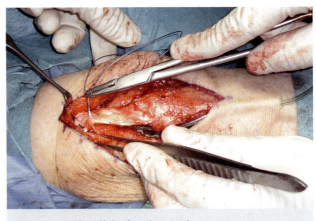

图 3.33　缝合时修复肱三头肌肌腱。

3

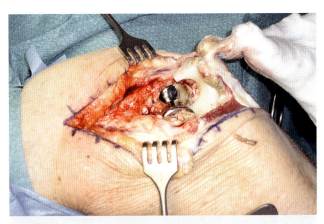

图 3.34　此为松动的非限制性假体。

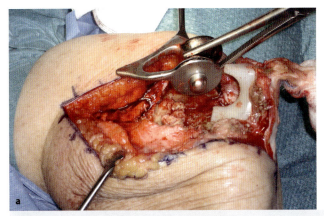
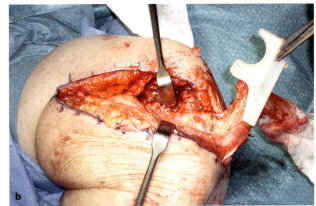

图 3.35　（a，b）取出松动的假体。

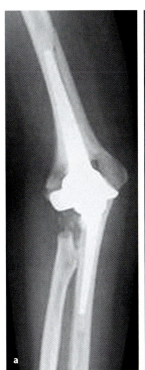
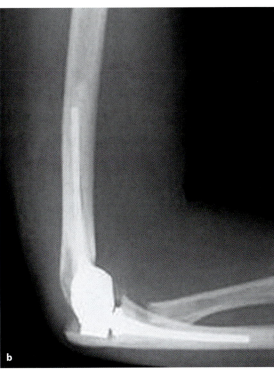

图 3.36　（a，b）肘关节置换术后 X 线片（GSB Ⅲ假体）。

4.2 肩袖撕裂

适应证： 拉森（Larsen）Ⅰ～Ⅱ级破坏。影像学检查（磁共振或者超声）证实的肩袖撕裂。

可手术修复的肩袖撕裂： 依据磁共振显示的撕裂大小，同时肌肉没有脂肪浸润，以及肩峰肱骨间隙超过 6mm。如果不确定，可在关节镜下评估肩袖的移动性。

知情同意： 腱骨不愈合，复发撕裂（也可继发于肱骨头头侧移位），肩关节僵硬，血管神经（如腋神经）损伤。

器械： 肩关节镜器械包，肩关节手术器械包及不同厂家的锚钉。

体位： 沙滩椅位。

主要步骤： 和肩关节镜检查顺序一样，每个类风湿肩先行关节镜检查，如章节 4.1 所示。每个病例先行关节镜下滑膜切除术，随后肩峰下间隙切除炎性滑囊，评价肩袖的活动度，小的撕裂可以镜下修复，尽管在类风湿患者中并不常见。通常撕裂周围的肩袖组织质量较差，常有严重的肩峰下炎症改变，在此情况下，通常选择迷你小切口入路。

手术技巧： 如图 4.10~ 图 4.18 所示。

术后管理： 允许即刻的全范围活动（警示：关节制动）。对于较大撕裂，术后使用肩关节外展抱枕 6 周。

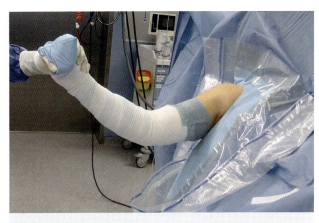

图 4.10　沙滩椅位。

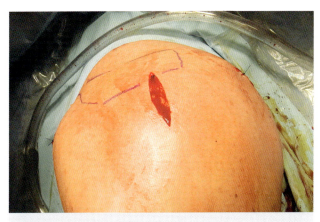

图 4.11　关节镜下评估撕裂肩袖的可修复性，做一个纵行切口，从肩峰边缘沿着三角肌走形方向远端延伸 2~3cm，纵行劈开三角肌纤维，安放牵开器。

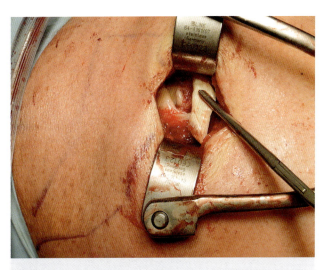

图 4.12　巨大肩袖撕裂造成肱二头肌长头明显脱位并且严重磨损，行肱二头肌腱切断术，避免行肱二头肌腱固定术。

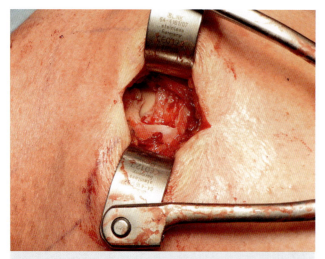

图 4.13　撕裂的肩袖向远端延伸，切掉炎性组织，清理残端，残端做广泛松解。

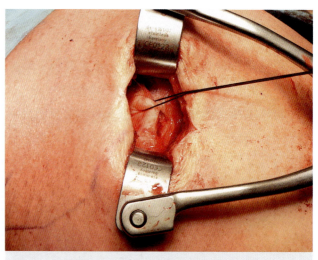

图 4.14　在断端置入牵引线有助于行松解术。

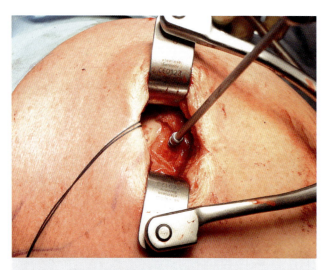

图 4.15　打磨肱骨端骨床，植入带有双线的锚钉。

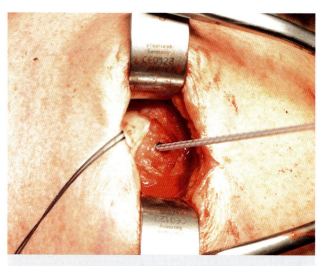

图 4.16　检查植入锚钉的稳定性（通常骨质会极度疏松）。

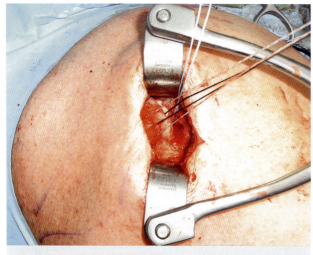

图 4.17　用 Mason-Allen 缝合法将肩袖固定于锚钉处，然后做侧侧吻合。

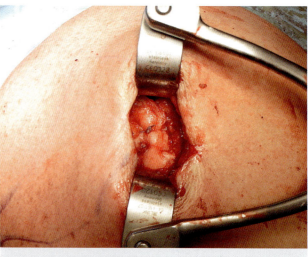

图 4.18　完全修复的肩袖。

4.3 肩关节假体植入术

4.3.1 肱骨头置换术

假体类型的选择取决于骨破坏的程度，其中最重要的决定因素是肩袖的完整性。在这个篇章里对于如何做出使用解剖型肩关节假体的决定不做描述，臼和柄的准备及安放将在反式肩关节置换章节叙述。

适应证： 拉森（Larsen）Ⅲ～Ⅴ级伴有肱骨头破坏及严重临床症状，不伴有巨大肩袖撕裂，关节盂没有严重骨质破坏和肱骨头移位，对于肩袖严重脂肪浸润或者严重骨质疏松或缺血性坏死的患者则不适宜。肱骨头置换通常来说不涉及肩胛盂的处理。

类风湿患者中很常见的肱骨头缺血性坏死，半肩置换术是很好的选择。

知情同意： 假体松动，脱位，可能继发的肌腱撕裂，骨折，骨穿孔，感觉神经损伤，神经损伤（腋神经）。

器械： 源自选择的假体厂商。

体位： 沙滩椅位，保证术中可以使用 X 线透视，要确保患肢可以完全伸直。

入路： 三角肌胸大肌入路（图 4.19）。

关键步骤： 保护腋神经（拉钩的挤压），必要时做肩峰下滑囊切除，在小结节处保留肩胛下肌至少 5mm，有助于随后的肌腱修复。还有一个方法，通过截骨来松解肩胛下肌。精确安放力线杆对肱骨头截骨尤为重要。

手术技巧： 如图 4.20~图 4.30 所示。

特殊并发症： 肩胛下肌修复失败，腋神经损伤。

术后管理： 术后即刻全范围关节活动练习，Gilchrist 绑带固定 2 天，随后更换成外展抱枕 3 周，最初的被动活动范围：70° 外展，10° 外旋，90° 前倾。术后 3 周开始主动关节活动。早起手指活动练习。

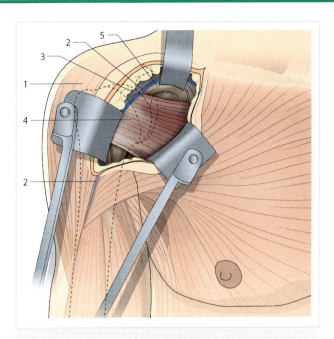

图 4.19 入路示意图：此入路提供了足够的选择来处理一些术中并发症，诸如骨折，或者涉及三角肌（1）、头静脉（2）、肱二头肌短头（3）、肩胛下肌（4）、喙突（5）等。

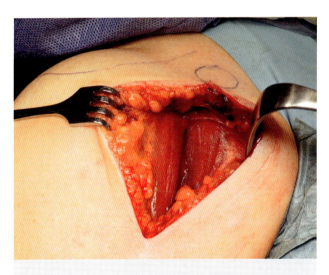

图 4.20 皮肤切口从喙突开始沿着三角肌胸大肌间隙远处延伸，分离皮下组织直到三角肌胸大肌间沟，并做钝性分离，头静脉和三角肌纤维一起牵向外侧。

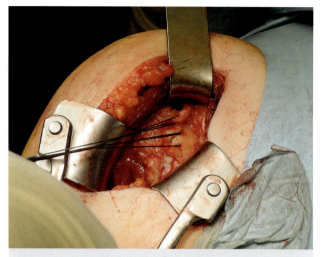

图 4.21　肩胛下肌处留置至少 3 根标记牵引线，在小结节处保留至少 5mm 肌腱残端有利于随后的修复。也有别的选择，肱骨头片状截骨术（骨质疏松慎用）。

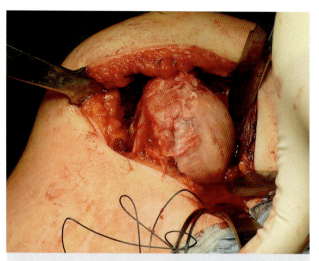

图 4.22　旋转显露肱骨头。去除增生骨赘，松解肱骨头侧关节囊，在胸大肌有挛缩并伴有外旋受限时切除胸肌止点部分。

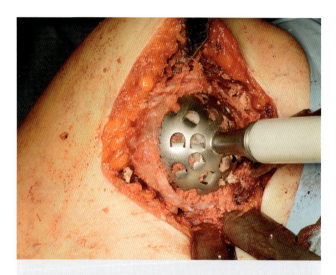

图 4.23　用模板测量器将导针插入肱骨头中心，选择合适大小的肱骨头，避免使用较大的头，以免过度填满关节。模板应十分精确地匹配肱骨头的边缘，软骨和骨的界线能确保骨锉的三维力线和患者自身解剖相一致。在导针引导下完成肱骨头的塑形和打磨。

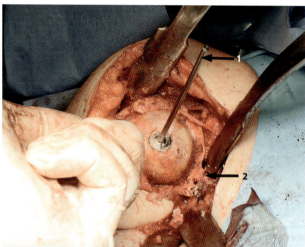

图 4.24　安置中心导针（1），切除骨赘（2）。

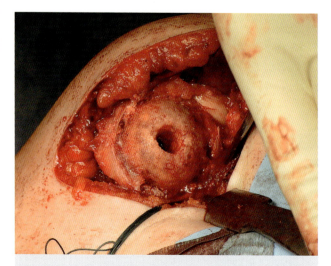

图 4.25　制备肱骨头中心锚定隧道，直通髓腔。

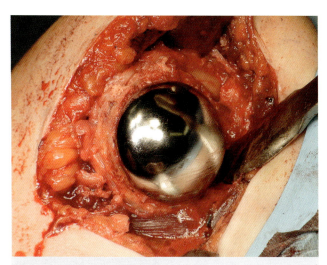

图 4.26　最终的金属植入物。

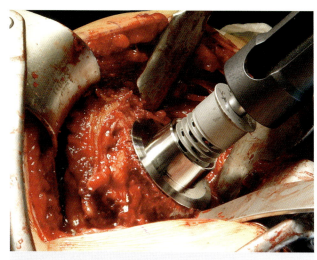

图 4.28　植入中心锚定螺钉。

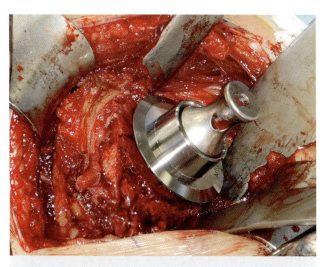

图 4.27　肱骨头置换对于肱骨头缺血性坏死并残留足够高质量肱骨的病例是一种合适的治疗方法。在软骨和干骺端边缘处截骨，肱骨头在切除骨赘后可以很容易暴露，这样可以维持肱骨头的后倾。在关节盂侧置换也是一个很好的办法。对于肩袖完整的类风湿患者十分有利。注意：在单纯的肱骨头置换术中，关节盂部件会相当难处理。

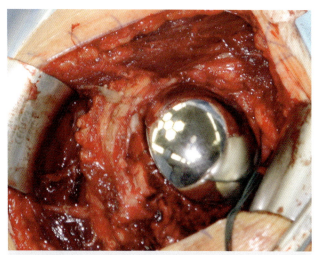

图 4.29　植入永久性金属假体。

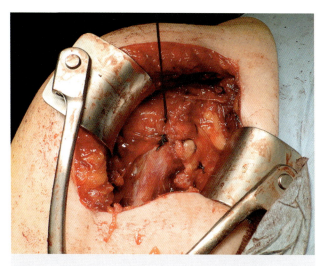

图 4.30　用 Mason-Allen 缝合法修复肩袖和肩胛下肌。

4.3.2　反式肩关节置换术

此术式需要具备足够的肩关节手术经验，显露关节盂通常很难。

适应证：不可修复的肩袖撕裂伴随拉森（Larsen）Ⅳ～Ⅴ级关节破坏且具有严重临床症状，如果患者年龄超过 65 岁则会使翻修术的难度增加。

知情同意：假体松动，脱位，肩关节活动度丧失，骨折，穿孔，肩胛骨撞击，摇摆木马征。

器械：源自选择的假体厂商。

体位：沙滩椅位，保证术中可以使用 X 线透视。

特殊注意：假体柄可以是骨水泥或者非骨水泥柄。凸起的假体系统组件安放于关节盂（旋转中心向内侧及远侧移位）。此时肩关节运动主要源于三角肌活动。术前 CT/MRI 有利于评估关节盂方向，术前必须评估腋神经的功能。

入路：三角肌胸大肌入路，也可选择上外侧入路。

关键步骤：准备肱骨头导针和臼。要点：准确安放关节盂，在合适的张力下用试模复位。入路和半肩置换一样。

手术技巧：如图 4.31～图 4.39 所示。

特殊并发症：撞击，摇摆，活动度丧失，脱位、半脱位，腋神经损伤。

术后管理：术后即刻全范围关节活动练习，最初 6 周的被动活动范围，小心翼翼地内外旋下外展和 90° 前倾。患者禁负重，必要时使用外展抱枕，逐渐进展到无限制关节活动度练习。

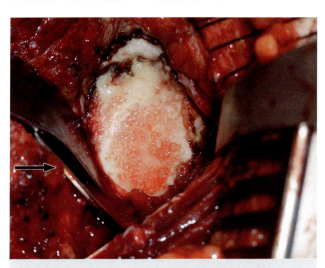

图 4.31　显露破坏的关节盂。柄侧和关节盂侧做广泛的关节囊松解常常是必要的，肱骨头截骨后，置入肱骨柄保护器（箭头）防止牵开器压力造成的损伤。

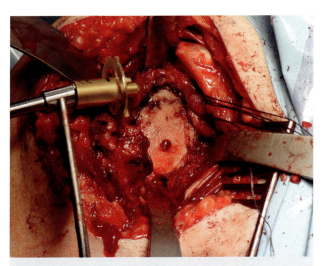

图 4.32　关节盂的处理遵循假体制造商的指导，精确决定入点十分重要，术前 CT 影像可以提供关于臼侧的必要信息：例如臼的最大磨损点和磨损量用以调整磨锉方向来获得一个平的支撑面。

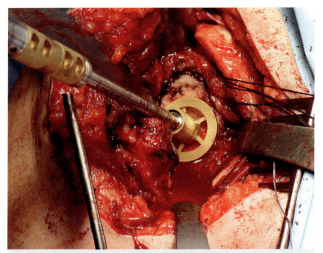

图 4.33　清除关节盂侧的硬化骨，臼的位置极其重要。正确的位置可防止继发的外侧肩胛盂撞击。

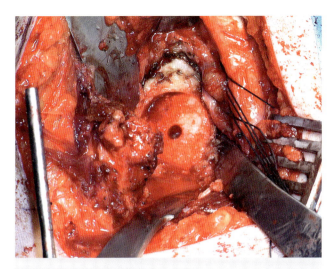

图 4.34　准备好的肩胛盂。

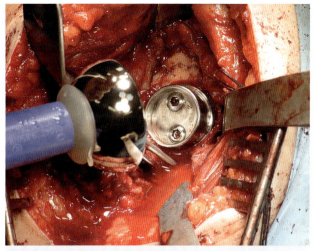

图 4.35　基座及固定螺钉术野。

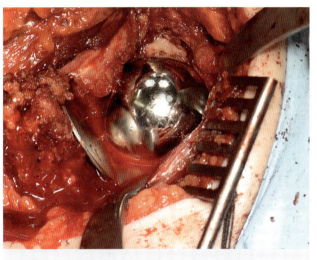

图 4.36　同一术野，位于左侧的肱骨及柄保护器。

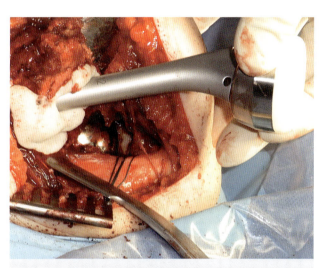

图 4.37　肱骨髓腔扩髓后植入骨水泥柄。

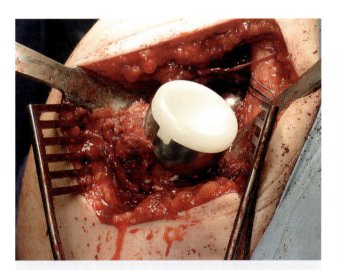

图 4.38　植入肱骨侧骨水泥部件和垫片后的位置图。

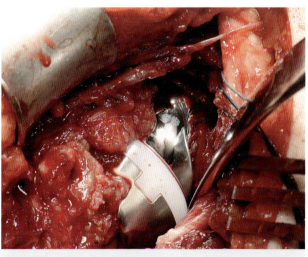

图 4.39　在合适的张力下复位假体部件。

第 5 章

足部

第 5 章 足部

S. Sell, S. Rehart, M. Henniger, B. Kurosch

5.1 适应证和治疗方案

85%~90% 的类风湿患者的足部会受到影响，其中有些出现在病程早期。前足最为常见，其次是中足和踝关节。

近端先于远端的基本治疗原则同样适用于足部，因此，在治疗前足病变前应先注意到距下关节的破坏，同时注意每个类风湿病患者都需要个性化治疗方案。

我们极少进行前足滑膜切除术。此外，保留关节正成为普遍的治疗原则。决定治疗适应证的关键因素是软组织的状况，而非类风湿性前足状况。一方面，炎症过程可能导致软组织挛缩的情况不能完全纠正。在确定关节保存干预的适应证时，软组织的情形比骨性畸形更重要。例如，如果蹈趾的近端关节在术前不能被还原成一个中立的位置，复发的风险会大大增加，而且关节融合术是否更有利也值得考虑。如果蹈趾畸形导致第 2~ 第 5 足趾向腓侧偏斜，那么，重点应该放在纠正和稳定蹈趾的畸形上。

另一方面，内侧关节囊的情况在决定治疗适应证方面起着重要的作用。在类风湿病患者中，内侧关节囊结构有时极度地伸长，尽管骨畸形矫正本身的效果良好，但它仍能导致复发。然而，在术前评估内侧关节囊的情况往往是相当困难的。因此，我们与这些患者应该进行坦诚的讨论，并告知他们，根据软组织情况，将在术中决定关节保留还是融合。

总的来说，第 2~ 第 5 足趾比蹈趾更难矫正，这是决定治疗过程中的一个重要的考虑因素。

足趾畸形经常伴随着额外的解剖学改变：

· 伸肌腱挛缩（应考虑伸肌腱延伸术）

· 近端关节脱位［考虑关节松解或威尔（Weill）背侧楔形截骨术］

· 纵向伸长向腓侧偏斜足趾的关节囊（考虑关节囊成形术和紧缩）

尽管可以手术保存关节，前足跖骨头切除术仍然是"金标准"。它也是"首选"术式之一，因为这是成功的术式，主观上使患者满意的程度可以与髋关节和膝关节修复术相媲美。我们也赞成将这一手术作为外科治疗计划的首选。手术入路可以选择背侧或跖侧，这取决于外科医生受的训练，两种路径都能取得很好的效果。经常可以双侧前足同时矫正，缩短患者的住院治疗时间。

关节融合术是矫正最先出现的挛缩的标准术式。斯旺森（Swanson）修复术是一种可矫正软组织及关节破坏的替代方案。

由于软组织在适应证和手术入路中都有举足轻重的作用，我们应该在术后的愈合过程中使用矫形器或单独安装的人体工程学设备对其加以保护。

类风湿患者由于潜在的疾病和相关的药物治疗使得切口愈合成为一个主要问题。

5.2 近端矫正截骨

适应证： 严重风湿性疾病引起的"前足畸形（"8"字脚，扇形足 splayfoot）"，及其跖间角 ≥ 18°，必须是软组织能够得以纠正的，拉森（Larsen）Ⅰ ~ Ⅱ级破坏。

知情同意： 切口愈合不良，假关节，跖骨头坏死后遗症（关节融合），关节僵硬，复发，感染，肌腱损伤，血管以及神经损伤。

手术器材： 锁定钢板，用于"L"形或"Z"形螺钉固定接骨术，2.7~4.0mm 松质骨螺钉。

体位： 仰卧位，足中立位，足趾向上。可以使用骨盆支撑和可倾斜的手术台用以保证足踝更好的位置。降低对侧的足。足跟的边缘越过桌子的边缘。

术中影像学检查很少用到。

关键步骤： 在第 1 和第 2 跖骨间切开皮肤，以修复软组织；松解内收肌，视具体情况，可以做侧向的松解（见第 5.3 节）。

手术技术： 如图 5.1~ 图 5.5 所示。

备选方案： 第 1 跖骨基底的新月形截骨术。

术后处置： 前 6 周全天佩戴矫形器具以保护软组织，然后只在夜间佩戴矫形器具 6 周。使用前足减压鞋 6 周之后进行 X 线检查，以决定是否完全负重。足部肿胀消退后使用软鞋垫。

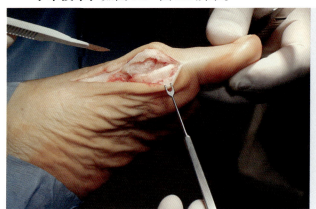

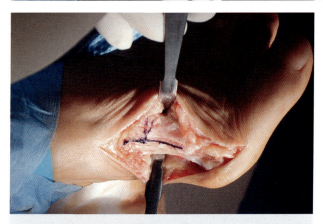

图 5.2 标记第 1 跖骨干轴线和预定的近端截骨平面。这里画了一个闭合的楔形骨的平面。类似的方法是用螺钉固定的骨接合术进行 "L" 形截骨术。近端的短 "Z" 形截骨术也是一种选择。

图 5.1 在第 1 跖骨基底部和第 1 跖趾关节之间进行纵向皮肤切开，纵向分开关节囊。也可以采取双切口：即如上做第 1 个切口，但切口远端止于第 1 跖趾关节的近端。再从第 1 跖骨的基底部开始，背侧纵向做 3cm 的第 2 个切口。根据我们的经验，小切口不能减少切口愈合的并发症，所以我们更倾向较长的切口，以更好地暴露手术视野。背内侧神经血管束暴露。感觉皮神经从背侧到足底，越过远端纵行的血管。

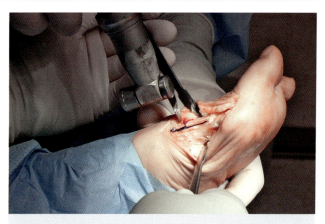

图 5.3 截骨由两个霍曼剥离器保护。在开放楔形技术中，外侧皮质保持完整。然后用两个截骨凿切开所截骨，注意保护侧皮质的完整性。

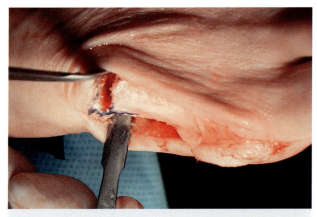

图 5.4 所截骨的端缘是开放的。术中所需截骨的校正量由术前影像确定。如果需要，可用克氏针临时固定，以控制不稳定或者疏松的骨质。

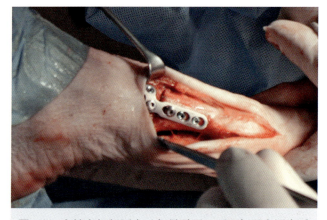

图 5.5 由锁定钢板固定（如果需要，可以加足底固定系统）。背侧到足底的截骨间隙宽度应保持一致。如果需要，背侧的间隙可以加大，以保证第 1 跖骨基底向足底面复位。在近端关节囊的内侧，同时进行软组织手术。

5.3　围巾式（scarf）截骨术

适应证： 严重风湿性"前足畸形（"8"字脚，扇形足 splayfoot）"。类风湿性跚外翻，跖骨间角为 10°~18°（20°）。软组织必须可以矫正。拉森（Larsen）Ⅰ~Ⅱ级破坏。

知情同意： 切口愈合不良，假关节，跖骨头坏死后遗症（关节融合术），复发，感染，关节僵硬，肌腱损伤，血管以及神经损伤，在围巾式截骨术后不再可能放置假体。

手术器材： 平头螺钉 2.3mm 或 2.7mm。有两个不同的螺纹（"赫伯特"螺钉）的专用无头螺钉。

体位： 仰卧位，足中立位，足趾向上。一个骨盆支撑和倾斜的手术台可以用来更好地调整足踝位置。降低对侧足。足跟的边缘越过手术台的边缘。很少需要术中影像学检查。

手术入路： 如图 5.6、图 5.7 所示。

手术技术： 如图 5.8~图 5.14 所示。

术后处置： 前 6 周全天佩戴矫形器具以保护软组织，然后只在夜间佩戴矫形器具 6 周。使用前足减压鞋 6 周之后进行 X 线检查，以决定是否完全负重。足部肿胀消退后使用软鞋垫。

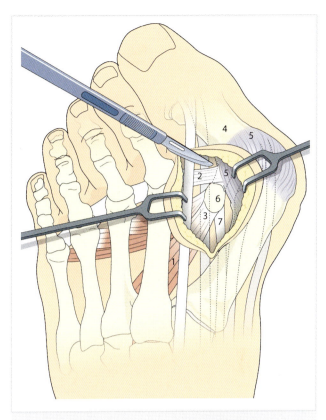

图 5.7　该方法的示意图。切口直接做在第 1 跖骨上，这样出血的风险较低。钝性组织剥离至跚内收肌，暴露肌肉。如果有必要的话，在下面通过一个夹子后将肌腱切开。触摸确定后显露外侧籽骨。骨分离，使用纵行切口完成外侧松解。这必须在跖骨头部下方使用轻压力进行。当近端关节很容易被还原到所需的位置时，则不再需要继续松解。如果无法做到，我们可用多次穿刺切口削弱侧关节囊，然后使用手法复位。1. 跚收肌；2. 跖骨横韧带；3. 跚收肌腱；4. 近节趾骨；5. 跖趾关节囊；6. 腓骨籽骨；7. 跚短屈肌。

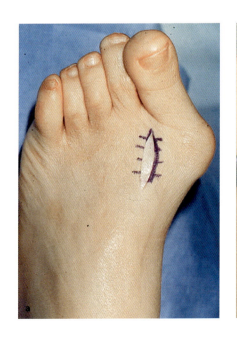
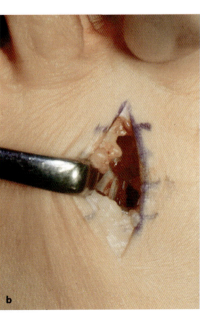

图 5.6　（a，b）纵向或"S"形皮肤切口，"S"形切口弯向第 2 跖骨。建议在第 2 个跖趾关节同时进行手术。这里常存在静脉丛，细致地止血非常必要。

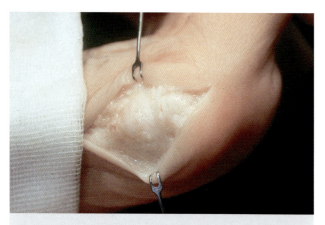

图5.8 暴露关节囊和背内侧神经血管束。感觉皮神经从背侧到足底，横过较纵向的血管远端。进行标准的纵向关节囊切开术。"L"形关节囊切开仅用于明显的畸形。

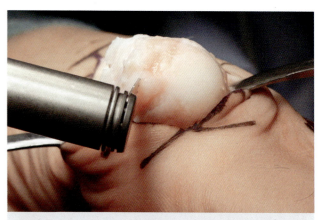

图5.9 关节囊切开后第1跖骨头被暴露出来，切除炎性滑膜组织。与骨干轴线呈切线的角度切除假性外生骨。沟边界必须保留以防内翻畸形的发生，尽管这种风险很小。

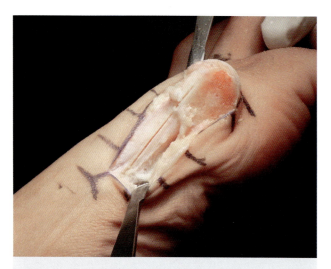

图5.10 第1跖骨基底水平截骨从足底侧的近端1/3到背侧的远端1/3处。用锯切向第4跖骨方向进行截骨。如果同时计划用足底侧复位治疗特别严重的第2跖骨痛，截骨平面略向足底倾斜。

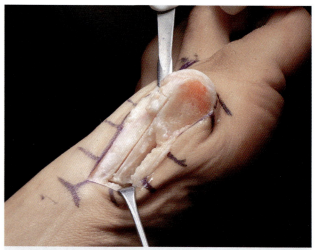

图5.11 最后，近端和远端切骨应按60°进行。这样形成的楔形更有利并能增加截骨片段的稳定性。近端和远端截骨的方向决定了第1跖骨的延长（内侧闭合）或缩短（内侧开口），以实现术前的手术目标。

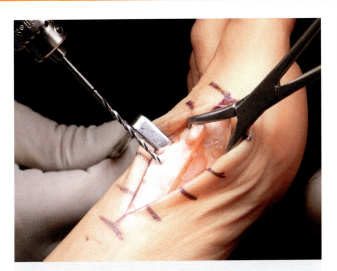

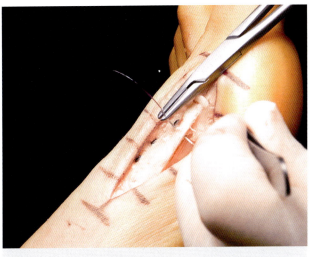

5

图 5.12 截骨断片重新定位。临床上，第 1 跖骨头应与第 2 跖骨头直接接触。这可以通过给脚加压来验证（即人为地造成"扇形足（splayfoot）"进行检查）。作为一个规则，1mm 的校正对应于 1° 的跖骨间角变化。通过转动碎片的远端来矫正跖骨头。我们用 3 个 2.3mm 的平头螺钉将这些碎片固定在一起。

图 5.14 内侧关节囊成形术。在类风湿患者中，关节囊组织经常被拉长。在这种情况下，我们插入一个 1.1mm 的骨间锚孔。最好是用一种特殊的缝合方法，将囊壁的远端固定。梅森 – 阿伦针经常用于肩部手术，非常有效。这项技术做法为第一针横向穿过囊壁，第二针，纵向穿过，固定缝合线，然后囊壁完全关闭。

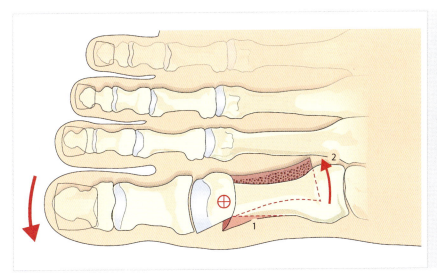

图 5.13 截骨术示意图。1. 侧向平移的程度取决于跖骨间角（1mm 平移对应约 1° 的校正），远端跖骨关节角（DMAA）根据临床需要确定；2. 转动截骨片段纠正 DMAA，可以在重新定位后进行临床检查。

5.4 蹞趾跖趾关节融合术

适应证: 拉森(Larsen)Ⅲ~Ⅴ级蹞趾近端关节破坏具有明显的临床症状。蹞趾挛缩畸形(内翻或外翻),不可被动矫正,伴有严重类风湿性"前足畸形(扇形足 splayfoot)"(图5.15)。

知情同意: 切口愈合不良,假关节形成,感染,肌腱损伤,血管损伤,神经损伤。

手术器材: 钢板加上2.7mm的拉力螺钉;2.7mm十字螺丝;锁定钢板系统。

体位: 仰卧位,足在中立位置,足趾向上。一个骨盆支撑和倾斜的手术台可以用来更好地调整脚踝位置。降低对侧足。足跟的边缘越过手术台的边缘。很少需要术中影像学检查。

手术入路: 如图5.16所示。

手术技术: 如图5.17~图5.23所示。

术后处置: 前6周全天佩戴矫形器具以保护软组织,然后只在夜间佩戴矫形器具6周。使用前足减压鞋6周之后进行X线检查,以决定是否完全负重。足部肿胀消退后使用软鞋垫。

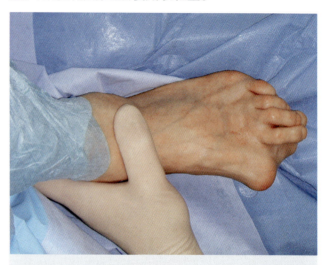

图5.15 严重的类风湿性外翻足。蹞外翻不再是临床可以纠正的。由于软组织不良而采取关节融合术。

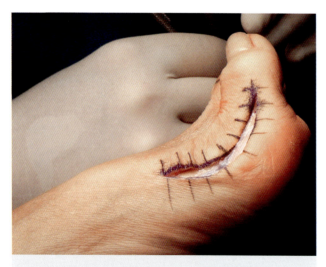

图5.16 背内侧纵行皮肤切口。从近端距蹞趾跖趾关节3cm处开始,向远端延伸过跖趾关节。暴露背内侧神经血管束。感觉皮神经从背侧到足底,越过远端纵行的血管。

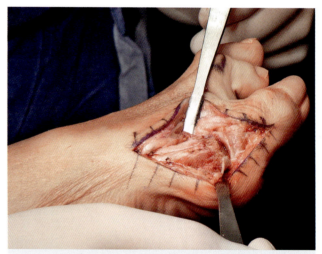

图5.17 显露关节。切除骨赘,如果必要的话,需要行关节滑膜切除术。假性外生骨疣沿着轴线的切线角度切除,与矫正性截骨术不同,在这里骨沟也需切除。

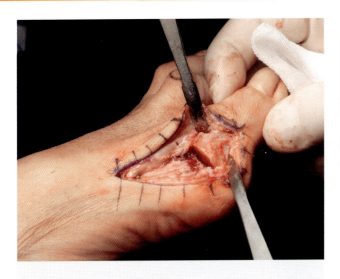

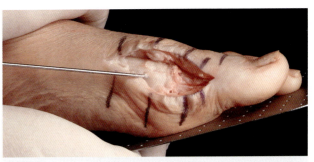

图 5.18　霍曼剥离器置于跖骨头下。在关节面上进行一次少量的截骨术。微锯的轴用于引导沿骨长轴方向的切割，刀片与锯垂直。根据解剖结构，以相对于骨长轴 3°~4° 倾斜进行截骨，以达到一个明显的跖曲。按照同样的方法处理近节指骨的基底。如果关节仍不能重新定位到矫正位置，则必须进行额外的软组织松解。重要的是要处理好籽骨复合物，因为这里常常存在显著的粘连。对于严重的继发性关节炎的变化，进行整形置换。

图 5.19　用克氏针临时固定矫正的角度。足放置在平坦的表面上，例如一个大约相同长度的手术盘，并且在所有的平面上都确认矫正的关节融合。为模仿脚步中足的负荷，足的重新定位在轴向按压下进行。从足趾尖到手术盘的距离应该是 3~4mm。大足趾应与纠正的其余足趾对齐。保留蹬趾远端关节的活动性，以确保它在跖屈时与手术盘接触，背屈时与手术盘有至少 1cm 的间隙。

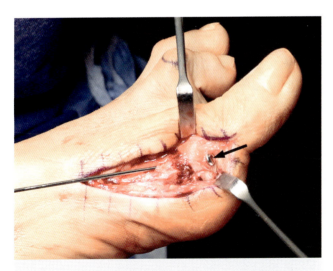

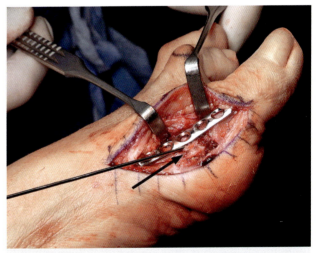

图 5.20　调整和压缩融合关节。一个 2.7mm 的骨片段压缩螺钉（箭头）从远端插入到近端。此螺钉应达到骨干足底侧一半的厚度。

图 5.21　五孔中立板附上。如果有严重的骨质疏松，在背侧加一个锁定钢板。另一种技术是从近端（箭头）处放置第二个间隙压缩螺钉。如果骨质疏松严重，我们采取两种技术联合应用。

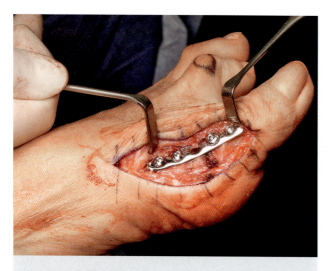

图 5.22　在钢板的近端和远端各穿入两个螺钉。必须注意第二个近端螺钉，因为它通常位于籽骨复合体的水平处，对于严重骨质疏松的骨质，螺钉长度必须仔细测量。如果有疑问，应该用肉眼检查，以避免放置过长的螺钉。

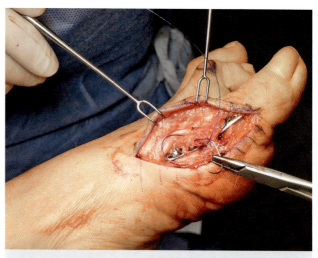

图 5.23　关节囊完全关闭对切口愈合是必要的，且要充分覆盖金属件的表面。

5.5　跗趾跖趾关节假体植入术

适应证： 拉森（Larsen）Ⅳ～Ⅴ级跗趾近端关节破坏具有明显的临床症状。跗内翻或外翻伴严重风湿性"前足畸形（扇形足，splayfoot）"。

知情同意： 切口愈合不良，假体松动，感染后遗症（需要去除假体），假体破损，肌腱损伤，血管神经损伤。

手术器材： 假体系统制造商的具体器材。

体位： 仰卧位，足中立位，足趾向上。一个骨盆支撑和倾斜的手术台可以用来更好地调整足踝位置。降低对侧足。足跟的边缘越过手术台的边缘。很少需要术中影像学检查。

手术入路： 如图 5.24 所示。

手术技术。 如图 5.25~图 5.33 所示。

术后处置： 前足减压鞋应用 6 周之后行 X 线检查，以确定完全负重。足部肿胀消退后使用软鞋垫。

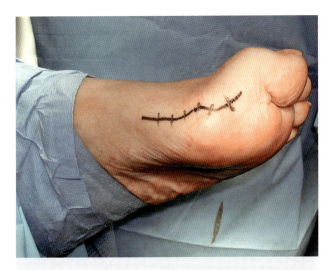

图 5.24　越过踇趾近端关节的一个背内侧切口，背内侧神经血管束曝光。特别是皮肤的神经被暴露，并收缩到一边（参见章节 5.2）。

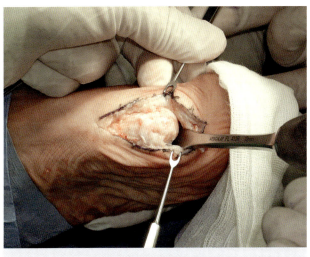

图 5.25　纵向关节囊切开术和近端关节暴露。首先进行关节松解术。挛缩减轻，特别是侧面挛缩减轻明显。

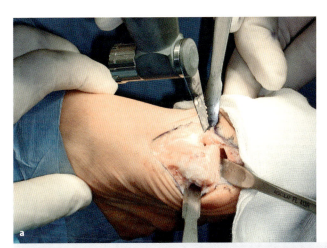
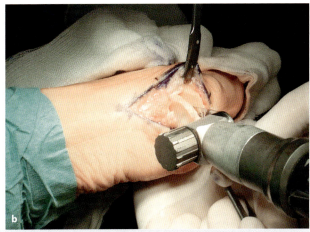

图 5.26　（a，b）在第 1 跖骨头和近端关节（b）的基底上进行一次保留性截骨术。

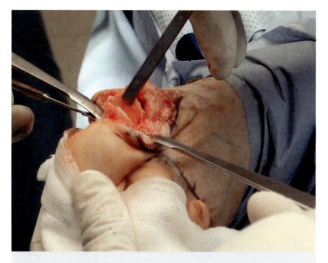

图 5.27 在第 1 近端关节基底处行保留性截骨术。

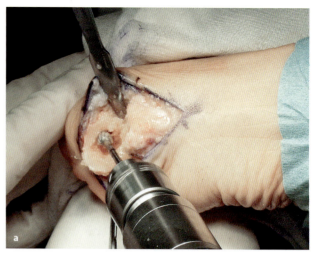

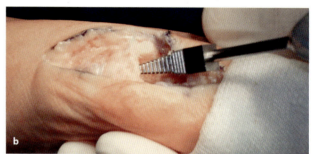

图 5.28 （a，b）近端使用适当的铰刀进行扩张，必要时应将其铰开。

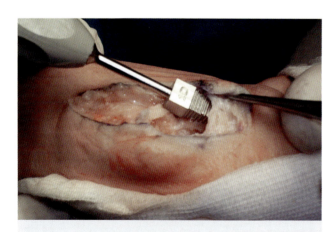

图 5.29 远端部分用相应的铰刀进行扩张。

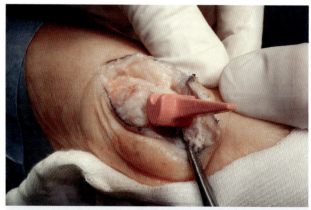

图 5.30 放置试验植入物，检查植入物的位置和张力，以及流动性和承受负荷的能力。

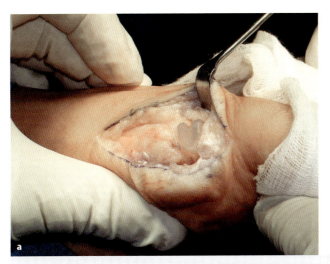

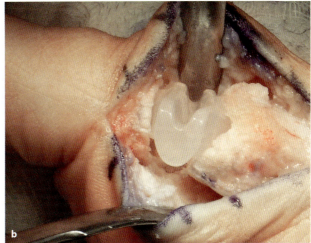

5

图 5.31 假体植入，检查稳定性。

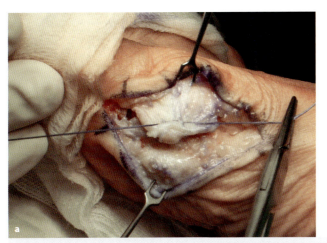

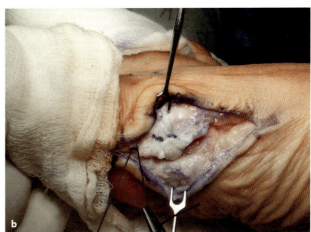

图 5.32 （a，b）精心封闭关节囊（否则有脱位的风险）。用纤维环扎法重新复位籽骨复合物。

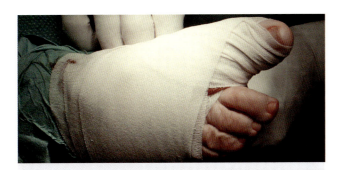

图 5.33 夹板绷带包扎。

5.6 海拉尔（Helal）截骨术

适应证： 严重难治性的跖痛症。没有严重的拉森（Larsen）Ⅳ～Ⅴ级跖骨头的破坏。

知情同意： 切口愈合不良，假关节，感染，韧带受伤，血管神经损伤，跖痛症复发，跖骨头部坏死。

体位： 仰卧位，足在中立位，足趾向上。骨盆支撑和倾斜的手术台可以用来调整更好的足跟位置。降低对侧的足。足跟的边缘越过手术台的边缘。

手术入路： 如图 5.34 所示。

手术技术： 如图 5.35、图 5.36 所示。

术后处置： 在疼痛允许的范围内负重。足部肿胀消退后使用软鞋垫。

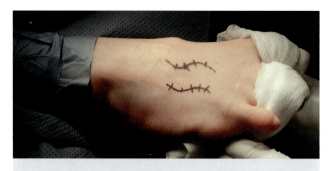

图 5.34 在跖骨的基底做两个"S"形弯曲切口，通常是在第 2 和第 3、第 3 和第 4 跖骨之间。

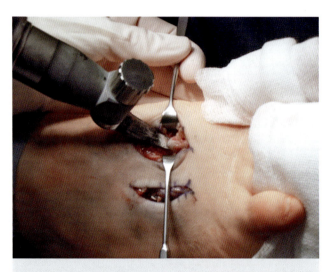

图 5.35 从近端到中间 1/3 处暴露第 2 跖骨基底。伸肌腱拉至侧方。注意骨锯的置放，从近端到远端以约 45°进行截骨。在 Helal 截骨术过程中没有进行骨接合术；跖骨头部使用压力重新定位。

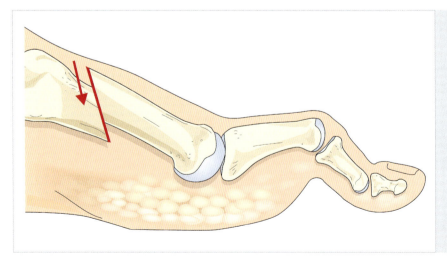

图 5.36 Helal 截骨术示意图。箭头指示截骨的移位方向。

5.7　威尔（Weil）截骨术

适应证：严重的风湿性足，明显的跖骨痛，跖趾关节脱位。软组织必须能够被矫正。拉森（Larsen）Ⅰ~Ⅱ（Ⅲ）级破坏。

知情同意：切口愈合不良，假关节，跖骨头坏死后遗症，复发，关节僵硬，肌腱不适，感染，肌腱损伤，损伤血管和神经。

手术器材：螺钉 2.0mm，带有平头或专用的无头螺钉，装有两个不同的螺纹（"Herbert"螺钉）。

体位：仰卧位，足中立位，足趾向上，骨盆支撑和倾斜的手术台可以用来调整更好的足踝位置。降低对侧的足。足跟的边缘越过手术台的边缘。很少需要术中的影像学检测。

手术入路：如图 5.37、图 5.38 所示。

手术技术：如图 5.39~ 图 5.45 所示。

术后处置：立即运动练习对防止术后关节僵硬非常重要。前 6 周全天佩戴矫形器具以保护软组织，然后只在夜间佩戴矫形器具 6 周。使用前足减压鞋，6 周之后进行 X 线检查，以决定是否完全负重。足部肿胀消退后使用软鞋垫（图 5.43）。

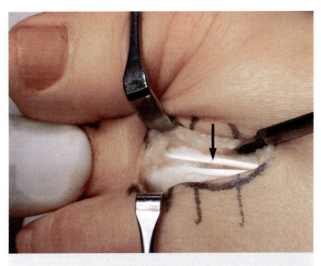

图 5.37　第 2 足趾通常取"S"形切口（即类似于第 1 趾内收肌腱切断术的"S"形切口）来进入。此外，第 3 和第 4 跖骨间的一个皮肤切口可作为其他足趾的手术入路。另一种方法是完全横切口，以接近所有的近端关节（见章节 5.8.1；背侧入路，跖骨头切除术）。术后固定在一个预制的石膏固定夹板。伸肌腱（箭头）纵向分开。在闭合风湿性炎症组织时，这种肌腱比更脆弱的支持带更容易重建。伸肌和肌腱需向侧面牵开（通常为腓侧），从腓侧入伸肌腱。同法进行胫侧伸肌和肌腱的牵开操作。

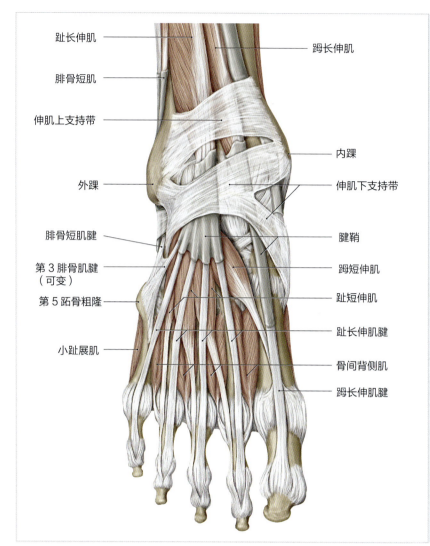

趾长伸肌

拇长伸肌

腓骨短肌

伸肌上支持带

内踝

外踝

伸肌下支持带

腓骨短肌腱

腱鞘

第 3 腓骨肌腱
（可变）

拇短伸肌

第 5 跖骨粗隆

趾短伸肌

趾长伸肌腱

小趾展肌

骨间背侧肌

拇长伸肌腱

图 5.38　伸肌腱的解剖图。在趾长伸肌上进行"Z"形肌腱切断术，切除趾短伸肌腱，然后与趾长伸肌缝合在一起（引自 Schunke M，Schulte E.Schumacher U.Prometheus.LernAtlas der Anatomie Allgemeine Anatomie und Bewequngssyteme. Illustrated by M.Voll and K.Wesker.2nd edition，Stuttgart：Thierne，2007.）。

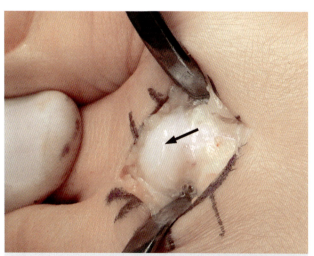

图 5.39　跖趾关节囊纵向切开。如果需要，进行滑膜切除。图中可见广泛的关节破坏、松解，如果关节不可还原，韧带的背侧部分可能需要被切断。霍曼剥离器置于跖骨头下（箭头），以避免在截骨术中损伤邻近的结构。

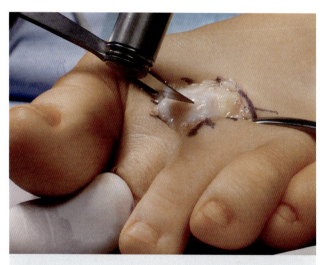

图 5.40　截骨最好与骨长轴呈切线进行。注意：截骨术的倾斜太陡导致跖骨头向足底偏斜，并增加跖骨痛。为了防止这种情况，用双倍厚的锯片进行截骨或平行截去额外的 2mm。

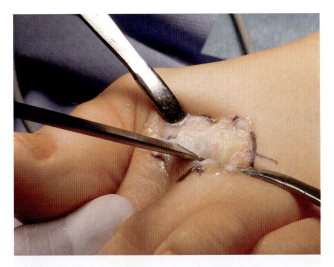

图 5.41　用凿子小心地松动所截的骨段。注意不应在背侧施加大的力量，以免危害到较薄的背侧骨片。

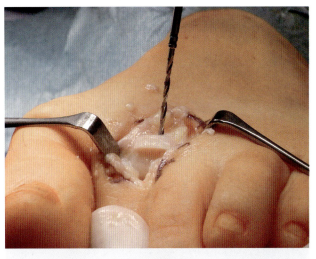

图 5.42　在重新定位时不需要霍曼剥离器，因为它们可能妨碍生理复位。跖骨近端移位的程度由术前放射影像来判断。复位目的是实现所有跖骨头的生理性的整体对齐。术前通过放射影像来确定以毫米计的复位距离，术中按此实行。如果松解适当，截骨片段倾向于自发地复位到理想的位置。跖骨头部侧向偏移畸形可用该手术矫正。在这里，跖骨的头部侧向移位，近乎脱位，可以通过手术很好地矫正。

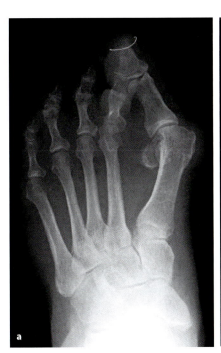

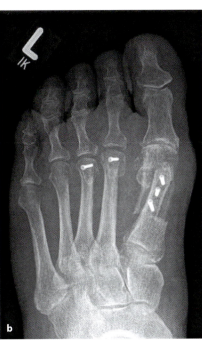

图 5.43　放射影像：（a）术前，（b）术后。

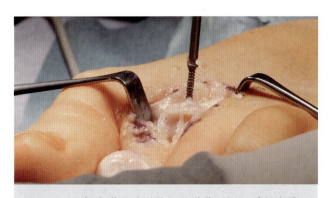

图 5.44 一般来讲,畸形的跖趾关节可用双手很容易地复位。一只手屈曲受累的足趾,另一只手将跖骨头从足底推向背侧。截骨的片段片用一个 2.0mm 的螺钉固定。典型的螺杆长度为 12mm,用于第 2 到第 4 足趾,10mm 的用于第 5 趾。钻孔前应备好螺钉,以便在钻孔后立即固定,从而防止已复位的跖骨滑动。软化的类风湿骨不能承受多次钻孔。

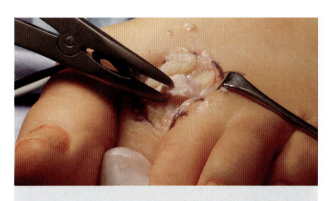

图 5.45 切除骨突起。切除多余的骨干,剩余跖骨长度与术前影像计算出的所需截短的量进行比较。缝合伸肌肌腱。

5.8 第 2~ 第 5 跖骨头切除术

经足底或背侧手术入路切除跖骨头,效果良好。方法的选择主要取决于外科医师的经验及各自的技术。

5.8.1 背侧入路 – 霍夫曼(Hoffman)法

适应证: 有显著临床症状的拉森(Larsen)Ⅲ~Ⅳ级破坏;严重风湿性足。

知情同意: 切口愈合困难,感染,肌腱损伤,血管神经损伤,复发,骨痂形成。

手术器材: 对于挛缩严重的,用 1.4mm 的克氏针固定。

体位: 仰卧位,足中立位,足趾向上,骨盆支撑和倾斜的手术台可以用来达到更好的足踝位置。降低对侧的足。足跟的边缘越过手术台的边缘。

手术入路: 如图 5.46 所示。

外科技术: 如图 5.47~ 图 5.52 所示。

术后护理: 石膏夹板固定在背屈位,以避免在切口愈合阶段对切口施加压力。使用前足减压鞋 6 周。足部肿胀消退后使用软鞋垫。

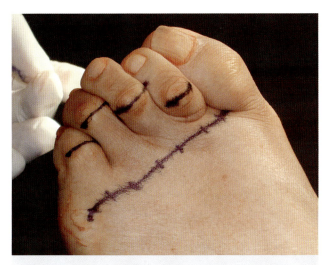

图 5.46 标记手术切口。沿跖骨头做一个横行切口。另一种选择是在第 2～第 5 跖骨间做两个纵行切口。

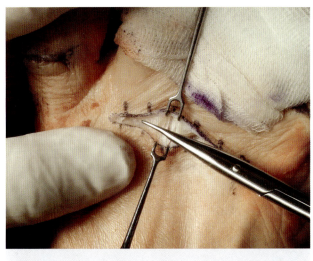

图 5.47 显露伸肌肌腱。通常进行 "Z" 形的肌腱切断和延伸。跖趾关节通常移位。近节趾骨很容易触摸到。关节囊横向分开。在脚趾上使用手动的纵向牵引，进行广泛的关节松解，直到能被重新复位。副韧带也可能需要分开。如果遇到困难，可以在关节间隙中插入骨膜剥离器，并作为杠杆进行复位。

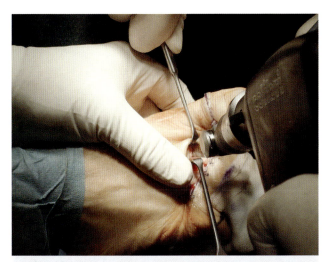

图 5.48 跖骨头截骨术。截骨平面从背侧远端向跖侧近端倾斜。

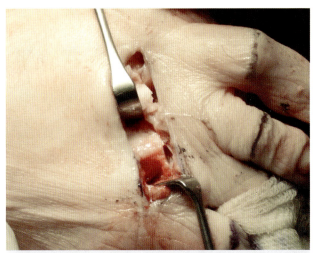

图 5.49 在跖骨头切除后，完成软组织的松解。继续松动关节囊，直到足趾自发地复位。

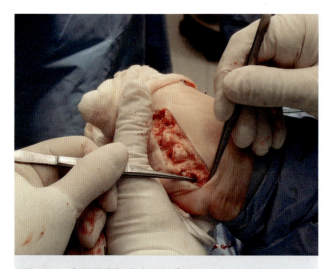

图 5.50　在跖骨头切除术后通常发生足底关节囊的松动。为了防止形成锋利的截骨端，以和足底入路相同的方式，从背部远端向跖侧近端，以 30° 倾角切除跖骨的头部。垂直截骨经常用在第 5 跖骨头上，以避免留下任何尖锐的截骨端。

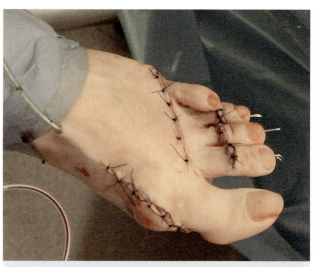

图 5.51　斯旺森（Swanson）假体植入第 1 足趾。作为一般规则，只有近端趾间（PIP）关节融合术用克氏针固定。此例，由于严重挛缩第 2 到第 4 足趾而用克氏针固定。第 5 足趾也必须用克氏针固定，因为它不会自发地移动到正确的位置。

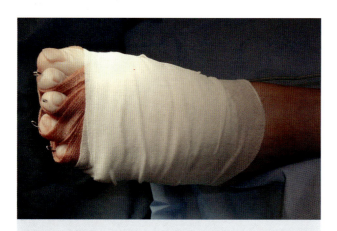

图 5.52　维尼欧（Vainio）特殊分层绷带技术用于术后足趾的制动。绑扎绷带的拉力将各足趾分别向足底方向和拇趾侧牵引。

5.8.2　跖侧入路 – 蒂尔曼（Tillman）法

适应证：有显著临床症状的拉森（Larsen）Ⅲ ~ Ⅳ级破坏；严重跖骨痛；严重风湿性足。

知情同意：切口愈合困难，感染，肌腱损伤，血管神经损伤，复发，骨痂形成。

手术器材：对于挛缩严重的，用 1.4mm 的克氏针固定。

体位：仰卧，足中立位，足趾向上，骨盆支撑和倾斜的手术台可以用来达到更好的足踝位置。降低对侧的足。足跟的边缘越过手术台的边缘。

手术入路：如图 5.53 所示。

外科技术：如图 5.54~ 图 5.61 所示。

术后护理：使用前足减压鞋 6 周。足部肿胀消退后使用软鞋垫。

5

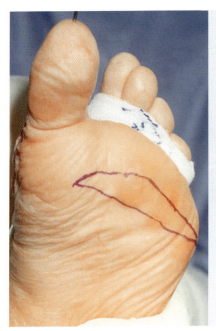

图 5.53　直接在足底增厚的胼胝皮肤作一弓形切口。切除皮肤大小与近节指骨位移的程度相匹配。对于明显的皮肤变化，这种类型的切口同时提供了治疗的效果。

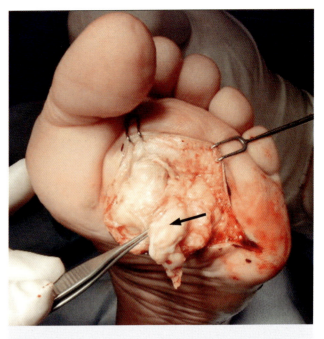

图 5.54　巨大的滑囊经常直接长在跖骨头下（箭头）。仔细地摘除这些炎症组织。但剩余的足底脂肪组织应完全保留。有明显的类风湿性关节炎的足，肌腱和神经血管束通常是以相互交错的方式移位。

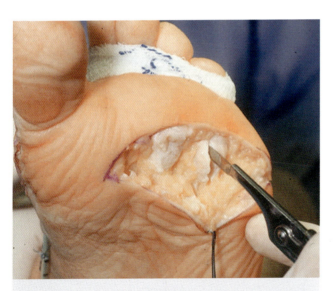

图 5.55　关节囊与屈肌和肌腱一起暴露。做一个纵行切口。由于严重的畸形，屈肌肌腱被挤向跖骨头之间。类风湿炎症越轻，肌腱就越有可能保持原来的位置。暴露肌腱，并牵至侧方加以保护。

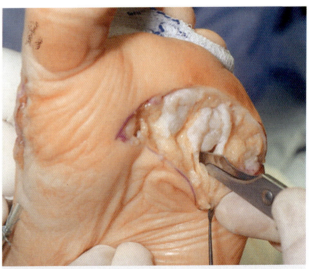

图 5.56　使用 11 号刀片松解关节囊近端的粘连。这步应该在直视下进行，特别是对于严重挛缩的病例。否则，侧向移位的屈肌腱有被伤及的危险。

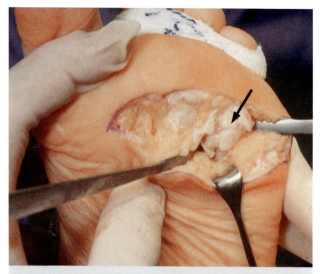

图 5.57　两个霍曼剥离器直接放置在跖骨头下。箭头显示有炎症改变的跖骨头。注意：脱臼的肌腱必须牢固地固定在侧面，并加以保护。霍曼剥离器置于截骨起点。

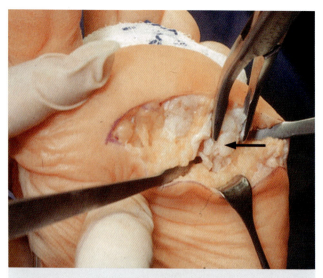

图 5.58　用骨钳切除跖骨头足底侧增生突出的骨体（箭头）。这样，跖骨向跖骨干移行部可以准确地暴露出来。否则，跖骨头足底侧增生的骨体过大，截骨不易操作。

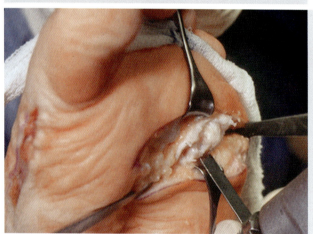

图 5.59　跖骨头截骨点要选在跖骨头 – 体交接处。截骨术是通过沿足底近端到背侧远端的向上倾斜进行的。截骨锋利的边缘必须用骨锉锉平。必须有足够的空间以满足近端趾骨的复位。复位过程不能有张力，否则，背侧关节囊必须彻底松解或进一步切除。垂直截骨术通常在第 5 跖骨头上进行，以避免产生尖锐的边缘。注意，尽量整块切除跖骨头。用布巾钳来握持跖骨头，因为骨钳通常会钳碎疏松的跖骨头。以分步方式从周围的关节囊组织中取出切除的跖骨头。如果跖骨头不能整块切除，取出较小的疏松骨质碎片就相当困难。

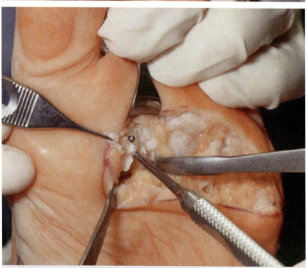

图 5.60　软组织重建，移位肌腱重新复位。该关节囊用一个交叉的"X"形缝合，使修复的关节达到更好的软组织校正。

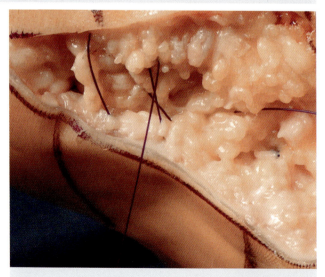

图 5.61　重建足底的脂肪垫是很重要的。首先，游离脂肪并回填到切除的跖骨头的空间，通常用间断的"X"形缝合。皮肤用韧性的粗线（3-0）缝合（细线往往在足部活动时断开）。

5.9　姆趾趾间关节融合术

适应证：类风湿性姆趾外翻趾骨间畸形；拉森（Larsen）Ⅲ～Ⅳ级破坏具有明显的临床症状（图 5.62、图 5.63）。

知情同意：切口愈合不良，假关节，感染。肌腱损伤，损伤血管和神经。

手术器材：用 3.5mm 或 4.5mm 松质螺钉固定。

体位：仰卧位，足中立位，足趾向上，骨盆支撑和倾斜的手术台可以用来达到更好的足踝位置。降低对侧的足。足跟的边缘越过手术台的边缘。

手术入路：如图 5.64 所示。

手术技术：如图 5.65～图 5.68 所示。

术后处置：前足减压鞋使用 6 周，足部肿胀消退后使用软鞋垫。

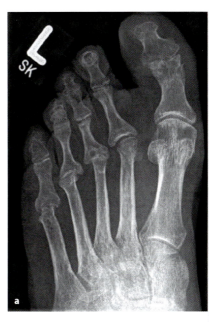

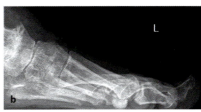

图 5.62　明显的类风湿性足畸形：主要的原因是姆近端趾骨外翻加上趾间关节的破坏。侧偏畸形通常无临床症状。

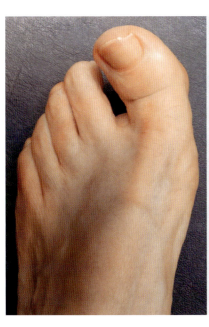

图 5.63　临床照片。

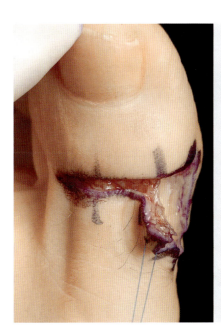

图 5.64　"L"形切口，切口的边缘进行留缝加固。"Y"形的切口也是可以的。

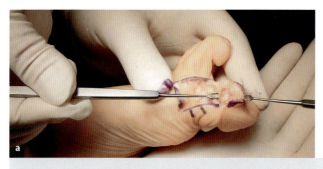
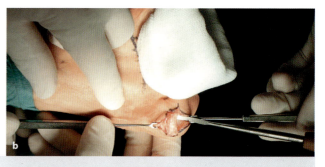

图 5.65 横向切开关节囊。必要时行关节滑膜切除术。暴露并标记关节表面，如果必要的话，分离韧带结构，除去关节表面的软骨，去除关节面骨皮质，校正趾骨的位置。对关节融合情况进行临床验证。

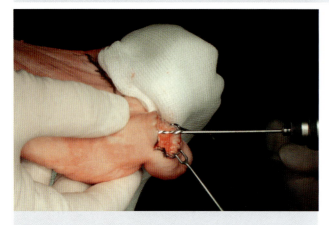
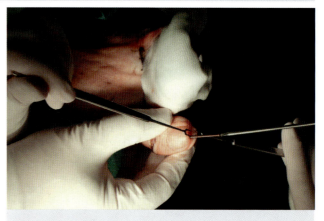

图 5.66 在足底接近指甲 1mm 处切一小口，用 2.7~3.5mm 的钻头从近端向远端的截骨远端片段的中心钻孔。然后通过钻孔将钻头重新定向，并将其定位在近端趾骨的正中。最后将近节指骨向下钻入中心。必须注意类风湿性疏松的骨质。

图 5.67 用 3.5~4.5mm 的松质骨螺钉以同样的步骤进行固定：通过远端趾骨插入，经近节趾骨的中央钻孔。用骨钻打孔非常必要，否则，在类风湿骨上操作很容易形成隧道。

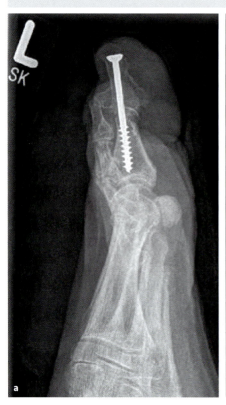
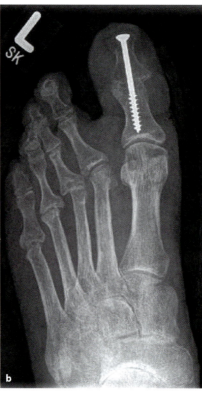

图 5.68 螺钉必须足够长，依据我们的经验，如果螺钉太短，假关节形成的风险会显著增高。

5.10　近端趾间关节融合术

适应证: 风湿性爪形趾畸形(图 5.69)。

知情同意: 切口愈合不良,感染。

我们通常进行关节融合术。霍曼(Hohmann)截骨术在类风湿性关节炎患者中有较高的复发率。

手术器材: 双尖 1.2mm 克氏针固定。

体位: 仰卧位,足中立位,足趾向上,骨盆支撑和倾斜的手术台可以用来达到更好的足踝位置。降低对侧的足。足跟的边缘越过手术台的边缘。

手术技术: 如图 5.70~ 图 5.74 所示。

术后处置: 克氏针放置 6 周;鞋夹板应用 6 周;足部肿胀消退后使用软鞋垫。

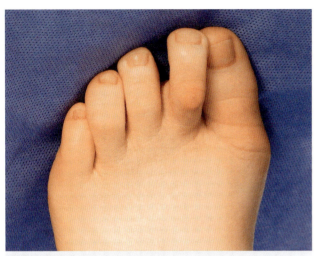

图 5.69　第 2 指间关节近端明显增厚的胼胝。

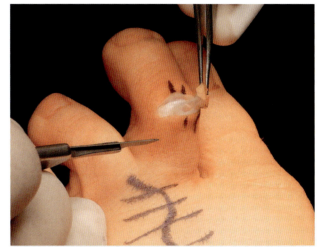

图 5.70　在胼胝上做一个椭圆形的横切口,切除受损的区域。纵向皮肤切口也是一种选择。这种切口经常与用于翻修近端关节的切口相切。图中的是位于第 2 和第 3 近端关节之间的"S"形入路。

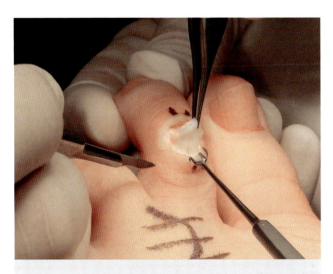

图 5.71　伸肌肌腱水平分割。

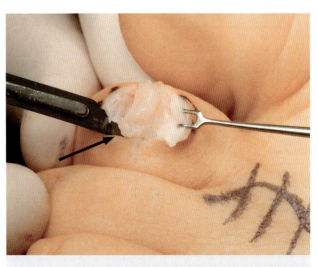

图 5.72　分别从内侧和外侧松解关节韧带结构(箭头)。

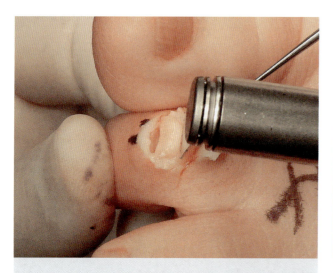

图 5.73 近端关节段以垂直于长轴方向锯开［李斯顿（Liston）剪刀容易切碎类风湿性骨，应避免使用］。

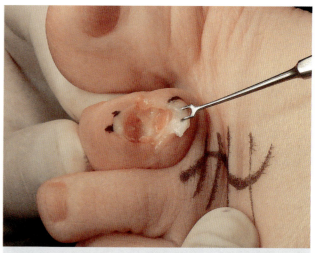

图 5.74 从远端关节段切除关节软骨，直至松质骨。双尖端的克氏针是首先从近端钻透远端趾骨，然后在直视下固定到中段趾骨。如果我们选择做溶骨术而不是关节融合，也可用一个经皮插入的骨间线固定，然后进行伸肌肌腱缝合，皮肤缝合，以达到皮肤修复的效果。

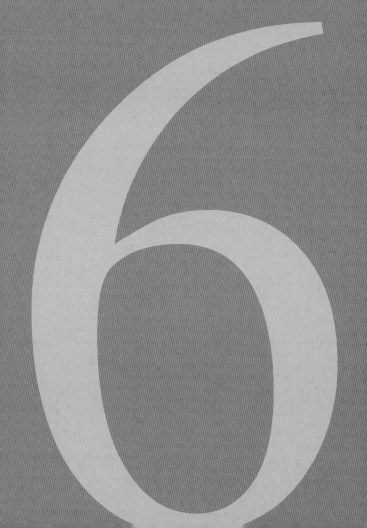

第 6 章
踝关节

第 6 章　踝关节

S. Sell, S. Rehart, A. Lehr, V. Crnic

6.1　关节镜下和开放性胫距关节滑膜切除术 / 腱鞘切除术

适应证：适用于拉森（Larsen）Ⅱ级以下的胫距关节滑膜炎和 / 或腱鞘炎，患者通常没有任何的临床症状。

临床上判定单纯的胫距关节滑膜炎通常是很困难的，常需要一些其他的辅助方法如超声和磁共振来帮助诊断。单纯的胫距关节滑膜炎通常可以通过关节镜来处理。

知情同意：肌腱损伤或断裂（日后也可能会出现），血管神经损伤，滑膜炎复发，如果滑膜炎合并腱鞘炎，通常需要做开放式的滑膜切除，必须向患者说明，因病变或 / 和手术操作的需要，关节镜手术有术中改为开放手术方法的可能性。

体位：仰卧位，踝关节中立位，足趾朝向上方。通常需要在同侧的臀部下放置垫子来中和髋关节的外旋。为获得更好的踝关节手术位置，可采用对侧骨盆支撑和倾斜手术台的方法。踝关节突出手术台的边缘大概 3~5cm。

手术入路：关节镜下滑膜切除术（图 6.1、图 6.2），开放性滑膜切除术（图 6.8~ 图 6.10）。

手术技术：关节镜下滑膜切除术（图 6.3~ 图 6.7），开放性滑膜切除术（图 6.11）。

术后处理：部分负重下关节活动 3 周以促进滑膜再生。通常推荐关节镜下滑膜清理术后 6 周进行滑膜放射线治疗。

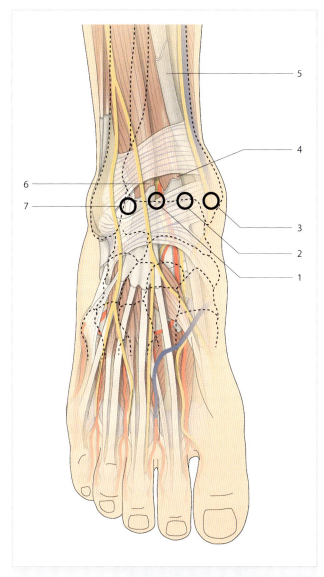

图 6.1　切开皮肤后首先建立前外侧通道。然后，直视下建立前内侧通道。如果关节难以定位，可以先向关节内注入生理盐水。通常不需要关节牵开装置。除非术前 MRI 显示明显的背侧滑膜炎应该避免做后侧入路。手术器具通常需要在不同入口通道间交换进入数次（比如光源和切割器具入口互换），以达到彻底的滑膜切除。1. 前正中通道；2. 附加前侧通道；3. 前内侧通道；4. 踇长伸肌腱；5. 胫前肌腱；6. 趾长伸肌腱；7. 前外侧通道。

6

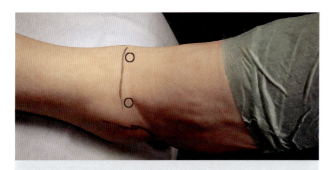

图 6.2　前内侧通道（胫前肌内侧），前外侧通道（趾长伸肌腱外侧）。如果需要，先使用注射器向关节内注入生理盐水。

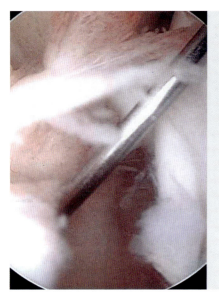

图 6.3　外侧通道建立后，可在直视下建立内侧通道。由于大量滑膜的存在，这通常很困难。

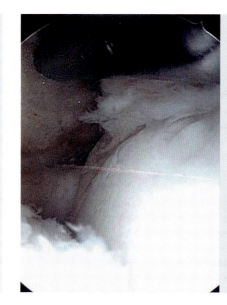

图 6.4　检查整个踝关节。先在踝关节正中，沿着胫骨顶和距骨进行滑膜清理，清理后可以获得更好的视野。

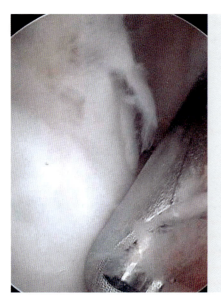

图 6.5　彻底清理内侧和外侧部分的滑膜。

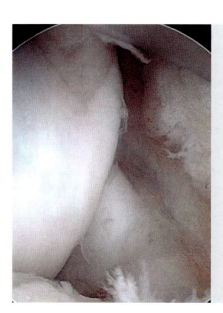

图 6.6　彻底的滑膜清理。软骨情况相对较好。

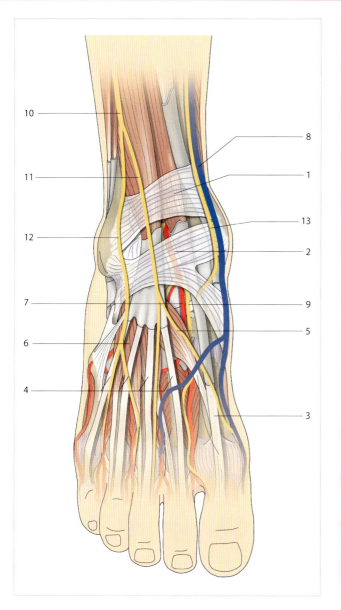

图 6.7　解剖示意图。在计划手术入路时应特别注意定位血管神经结构。1. 伸肌上支持带；2. 伸肌下支持带；3. 姆长伸肌腱；4. 趾长伸肌腱；5. 姆短伸肌；6. 趾短伸肌；7. 足背动脉；8. 大隐静脉；9. 腓深神经；10. 腓浅神经；11. 背中间皮神经；12. 背内侧皮神经；13. 隐神经。

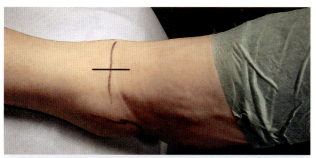

图 6.8　在触摸到胫前肌腱后，沿胫前肌腱水平做正中切口。可以在活动胫距关节时触摸找到关节位置，并做标记。

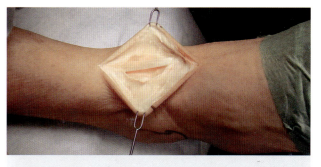

图 6.9　伸肌支持带、胫前肌腱。必须小心地分离皮下组织，因为腓浅神经在筋膜外由近端外侧向远端内侧走行。如果有明显的炎症改变和移位，建议彻底显露此神经并拉向一侧。否则，容易伤到切口远端处的神经。显露伸肌支持带，在胫前肌水平切开。胫前肌腱后方达到胫骨。尽可能向近端分离，因为此处与血管神经束距离更远。而后向远端分离。可以使血管神经束向外侧拉开（图 6.7），因为肌腱被炎症滑膜严重侵蚀，通常需要切除滑膜。

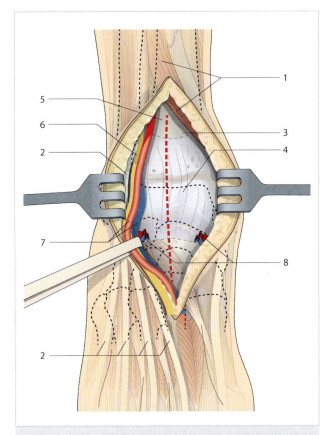

图 6.10 入路示意图。1.跛长伸肌腱；2.趾长伸肌腱；3.小腿筋膜；4.距小腿关节囊；5.胫骨；6.腓深神经；7.胫前动脉和静脉；8.内踝和外踝前动脉和静脉。

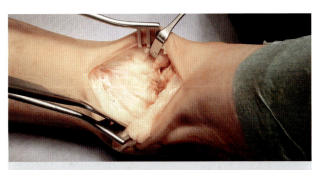

图 6.11 严重的滑膜炎导致血管数量增加，在打开时，对穿过关节前方的大量血管进行充分的止血是非常重要的。然后使用大的牵开器牵开手术区域。注意使牵开器保持最小的张力以避免影响切口愈合。由于炎症关节结构经常被拉长，牵引关节可以帮助进行类风湿关节所有部位的滑膜清理，特别是后内侧和外侧区域。

6.2 胫距关节置换术

适应证： 拉森（Larsen）Ⅲ ~ Ⅴ级破坏同时有明显的临床症状。小于 15° 的轴向畸形。如果畸形严重通常需要一些额外的操作，例如同时做距下关节融合来矫正。

知情同意： 假体松动，肌腱损伤，假体脱位，内踝、外踝骨折（对于类风湿患者风险更高），感染，血管神经损伤。

手术器材： 假体系统由供货商提供。这里显示的是使用一种 TARIC 假体。

体位： 仰卧位，踝关节中立位，足趾朝向天花板。通常需要在同侧的臀部下放置垫子来中和髋关节的外旋。可能会需要 X 线透视。

手术技术： 如图 6.12~ 图 6.19 所示。

韧带不稳的处理方法： 在类风湿患者中，由于踝关节原因引起的关节脱位是非常少见的。在平衡胫距关节之前，距下关节任何轴向的偏移或畸形都必须被纠正。如果距下关节是完好的，可通过跟骨截骨矫正。如果距下关节已经破坏，推荐力线纠正后的关节融合术（章节 6.4），可同期或分两期来完成。

排除以上原因，则可以通过关节手术来纠正。大部分的力线不良按照如下步骤纠正：①去除所有骨赘；②松解所有软组织粘连（广泛的关节松解）；③骨切除并使踝关节处于中立位，可以允许切除骨的部分矫正。

特殊注意：

外翻：在类风湿患者中，外翻更为常见。矫正与膝关节类似。

·畸形是由于骨性缺损造成的，内侧韧带仍然是完整的，不需要进一步的处理。如果有外侧韧带的不稳，可能需要行韧带结构的紧缩或韧带修复。

·内侧韧带失效：视其严重程度，可行内侧韧带的紧缩或重建。如果存在内侧韧带严重的不稳，最好不选择胫距关节内假体置换。

内翻：内翻畸形在类风湿患者中相对不常见。一般情况下持续性的不稳通常是由于三角韧带挛缩造成。内踝矫正性地延长截骨和通过延长杆调整力线值得考虑。

术后处理： 术后立即开始正常的关节活动。对于稳定型假体可以在 6 周内穿固定鞋子（例如 VACOped）完全负重和活动。另一种方案是穿戴行走靴活动。

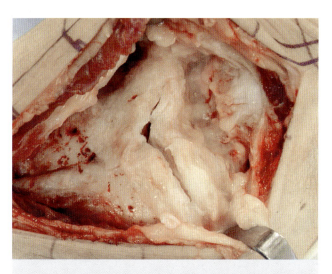

图 6.12　通常采用正中切口，尽管内侧或外侧切口也是可行的。对于入路的描述（章节 6.1），首先清除所有的骨赘以获得关节的良好视野。彻底地松解是很重要的。大部分的力线不良可以通过骨赘清除和软组织松解来纠正。

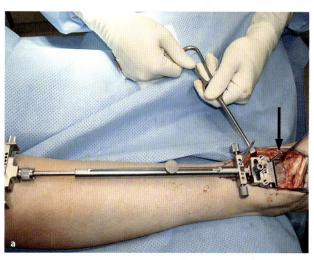

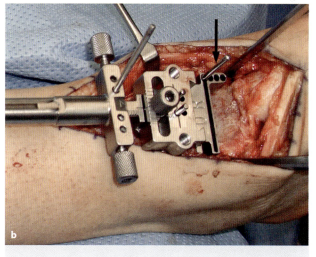

图 6.13　（a，b）胫骨力线外导向的位置。使用 2.5mm 针固定。整个操作过程因内置物的不同而各异。此外，在胫骨截骨时可使用 0° 和 50° 的截骨导向块。在术前测定胫骨截骨导向的大小。确定方向在胫骨关节面最深部分下大约 4mm 处进行截骨。插入 1 枚骨针以保护内踝（箭头处）。在类风湿患者中内踝部受损的风险更高。截骨时必须直接朝向后方以保护内外踝，锯片不可以向内侧或外侧移动。模块调整力线，使踝关节处于中立位，足趾朝向天花板。依靠胫骨和距骨截骨平面纠正韧带结构之间微小的平衡以平衡整个关节。

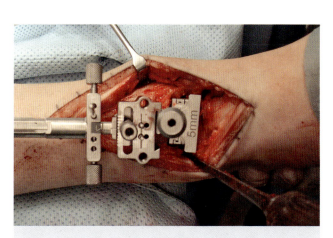

图 6.14　使用垫片来检查关节稳定性。胫骨平台和垫片固定位置，距骨截骨模块可以决定植入假体的大小（这里是 5mm），贴在垫片上。沿距骨截骨模块的下缘截骨。再一次调整力线使踝关节处于中立位，足趾朝向天花板。可以在截骨表面平衡韧带结构。

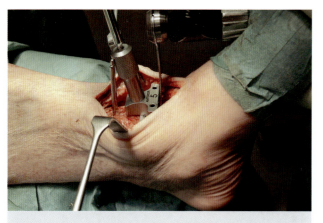

图 6.15　确定距骨假体大小。然后固定距骨钻孔导向，处理距骨关节面。首先切除距骨顶部。进行广泛的后方关节松解，后方的关节囊切除有助于后方的伸展。插入一个骨撑开器或亨特曼（Hintermann）撑开器会使手术操作更容易。

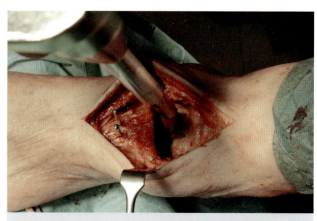

图 6.16　在植入导向指引下使用骨凿来处理距骨。

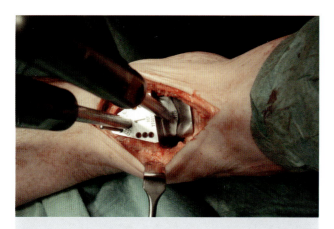

图 6.17　置入试模确定假体的大小。术者需要用力伸展后侧，残留的关节囊被撕开。在一些罕见情况下，需要跟腱延长。使用后方交替的 3 个，切口行跟腱延长，每个切口之间大概 2~3cm。刀片插入跟腱中间然后滑向一侧，从而将跟腱部分分开，再进行一次强力的背伸。术中透视评估植入物的位置。距骨顶的位置与胫骨轴线的关系也应该评估。

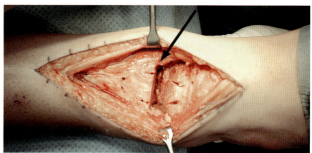

图 6.18　距骨和胫骨侧准备。用来保护内踝的内侧钢针，标定的区域容易被忽视。

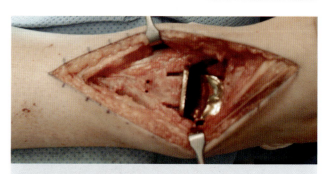

图 6.19　植入的假体。

6.3　胫距关节融合术

适应证： 拉森（Larsen）Ⅳ~Ⅴ级破坏同时伴有明显的临床症状。胫距关节严重的畸形。踝关节不稳，显著的骨缺损。

知情同意： 假关节形成，术后邻近关节骨关节炎，肌腱损伤或断裂（包括继发性），骨折，血管神经损伤，感染。

使用工具，取决于手术技术： 螺钉固定，6.5mm 松质骨螺钉。使用钢板固定融合。髓内针固定融合。门形钉固定融合（少见，可以和螺钉配合使用）。对于假关节，感染或其他并发症使用外固定架固定融合。

体位： 仰卧位，踝关节中立位，足趾朝向天花板。通常需要在同侧的臀部下放置垫子来中和髋关节的外旋。踝关节突出手术台的边缘大概 3~5cm。对侧骨盆支撑和手术台的倾斜有助于获得更好的踝关节手术位置。可能会需要 X 线检查。

手术入路： 取决于具体的方案：正中入路（单独的胫距关节融合），外侧入路（合并距下关节融合）或者内侧入路都是可行的。所以很少采用后侧入路的关节镜下关节融合手术。因为肌腱严重的炎症改变经常合并力线倾斜和骨缺损。我们主要使用正中和外侧入路（图 6.20~ 图 6.24）。

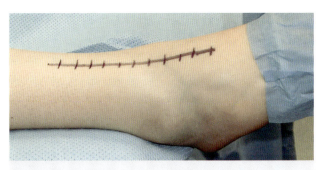

图 6.20　正中皮肤切口（内侧或外侧入路也是可行的）。

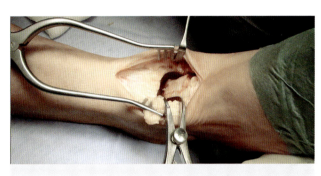

图 6.21　手术区域使用一个大的撑开器撑开。应该尽可能避免使用霍曼（Hohmann）拉钩，因为它们常会对切口边缘产生额外的压力，导致切口愈合的问题。常会看到胫骨的骨赘，将骨赘清除以获得关节良好的视野。可使用骨或亨特曼（Hintermann）撑开器分离关节面，然后用 2 枚克氏针固定。用骨凿去除关节面软骨。我们发现用莱克索（Lexer）骨凿非常有效。应尽量少地去除骨质。

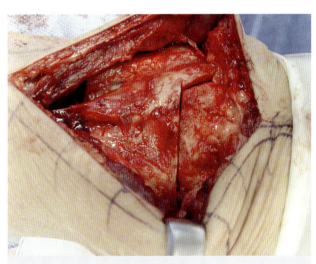

图 6.22　使用摆锯进行关节面截骨。

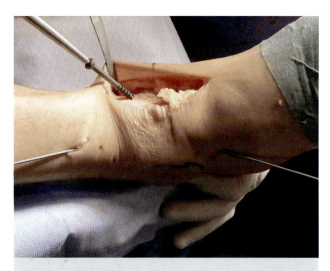

图 6.23　在直视下植入 3 枚克氏针，这样克氏针在胫距关节处的穿出点能够很容易被看到，它们在骨对侧的穿出点也容易被定位。克氏针最初并不穿过关节区域，而是在所有克氏针都在直视下植入而且融合获得良好的力线纠正情况下才穿过关节区域。我们使用 1 枚 2.0 克氏针从足跟钻向胫骨作为临时固定。要从各个平面评价融合位置。接下来准备植入螺钉（通常是 3 枚螺钉）。这里可以用各种改良方法。螺钉的位置（我们使用的方案）：2 枚螺钉，1 枚内侧，1 枚外侧，从近端前方向远端后方。第 3 枚螺钉通过跗骨窦处的切口从远端外侧向近端背侧植入距骨（螺钉位置见图 6.24）。融合的位置通常固定在一个中立的位置（最多 5° 的跖屈），后足保持 5°~10° 的外翻，外旋与对侧相符，通常是 10°，此时还保留预先钻入的 3 枚克氏针。在植入克氏针后，术中透视评估融合的位置。然后拧入 6.5mm 螺钉。从后跟钻入的临时固定的克氏针暂时不取出，直到所有螺钉都被植入，并透视验证。对于类风湿患者，松质骨（例如切除的骨头）应该尽可能植入以促进融合。

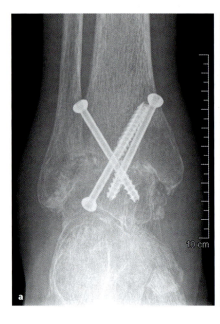

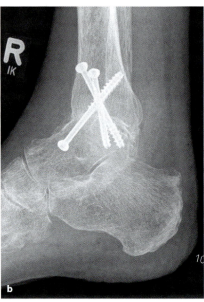

图 6.24　（a，b）使用松质骨螺钉融合的 X 线影像。

外侧入路: 外侧入路特别适用于同时进行距下关节融合的情况(图 6.25~ 图 6.27)。

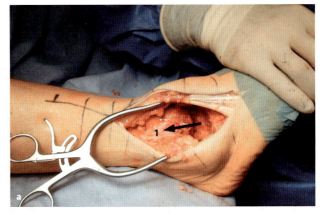

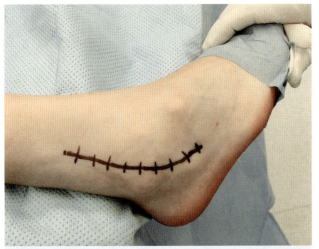

图 6.25　外侧入路。切口始于腓骨前缘,大约腓骨尖近端 5cm,向远端弧行至跗骨窦。此切口比经典的前外侧切口更向外侧,因此可以更好地显露距下关节。

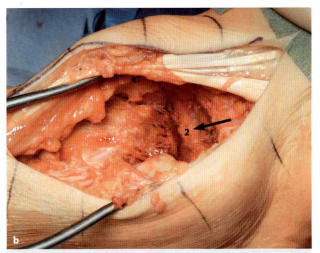

图 6.27　(a,b)距骨完全坏死,使用拉钩将伸肌腱朝中间拉开。1. 胫骨;2. 跟骨。

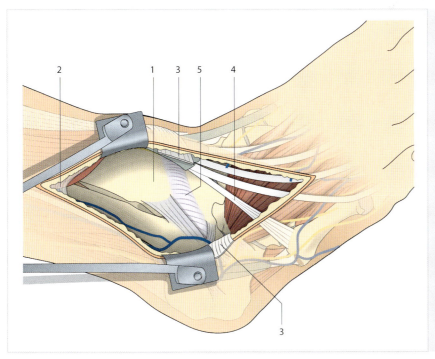

图 6.26　外侧入路示意图。1. 胫骨;2. 小腿筋膜;3. 伸肌下支持带;4. 腓骨短肌腱;5. 距小腿关节囊。

倒打髓内针融合固定（图 6.28~ 图 6.31 ）。

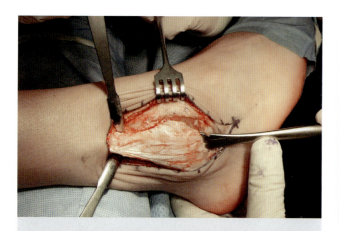

图 6.28　外侧入路腓骨截骨到达踝关节。这种仅适用于之前存在挛缩，非常严重的畸形或者大量的骨缺损的情况，因为腓骨截骨降低了融合的稳定性。在腓骨下放置拉钩，在腓骨尖近端 6cm 处截骨并取出腓骨。

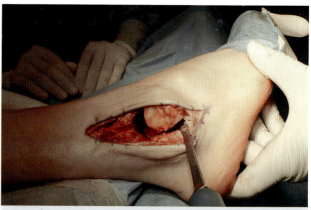

图 6.29　此时获得踝关节和距下关节的良好视野。将关节面所有的软骨去除。这个大的切口非常适合矫正严重的畸形。

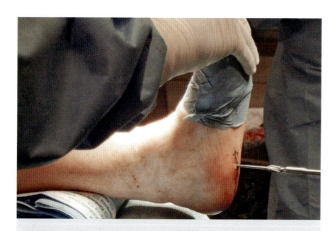

图 6.30　髓内针固定融合。在透视下 2 个视角判定入针点。做一长 2~3cm 切口，软组织分离至跟骨，跟骨打开，再一次在透视下确定跟骨进针点。可以在踝关节上部和下部置入导针。术中透视判定导针的中心位置，直到此时才能穿过导针，植入髓内针。

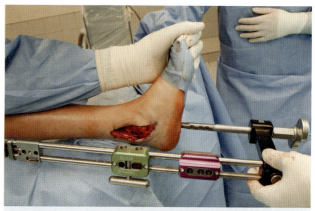

图 6.31　根据不同的器械采取不同的锁定方案。

外固定架：外固定架适用于某些富有挑战性的病例，严重的挛缩，假关节，尤其是感染。

此技术常配合外侧入路。外固定架通常构建成"V"形：1 枚斯氏针（Steinmann nail）穿在胫骨，第 2 枚穿在距骨（或者跟骨），在胫距关节轴线后侧；第 3 枚穿在轴线前方的距骨上。取决于骨缺损类型的不同，斯氏针也可以穿在中足。从内侧向外侧植入斯氏针，使针尖朝向外侧，不会造成损伤。依靠这种结构达到加压融合的作用（图 6.32、图 6.33）。

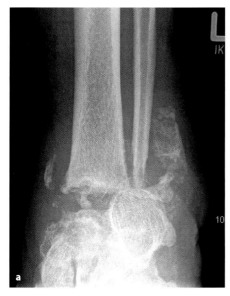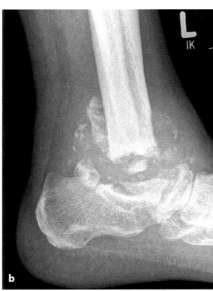

图 6.32　类风湿性关节炎，距骨完全坏死，胫骨和跟骨部分坏死。（a）正位，（b）侧位。

6

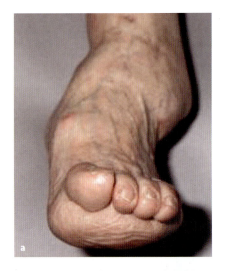
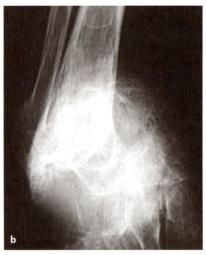
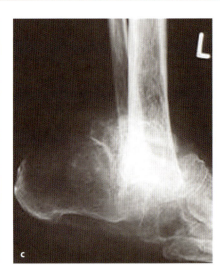
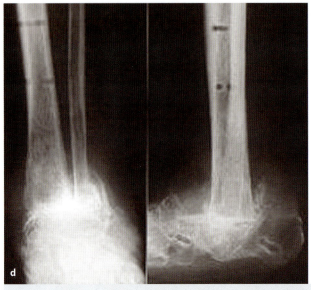

图 6.33 （a～d）外固定术后情况。斯氏针的位置清晰可见。针孔部位提示存在明显的骨质疏松，类风湿患者重新加紧外固定架尤为重要。

术后处理：取决于内固定物的稳定性，可以穿稳定的鞋子（例如 VACOped）或者石膏靴制动。最初的 6 周可以进行非负重下活动。在此之后拍摄 X 线片并开始完全负重，定期拍摄 X 线片直到完全愈合。

外固定架必须不断地加紧，因为类风湿患者的骨质常会疏松导致不能加压。术后 2 周和 6 周再次加紧外固定架。

6.4　距下关节融合术

6.4.1　跟距关节融合

适应证： 拉森（Larsen）Ⅲ～Ⅴ级破坏；严重的畸形，骨缺损。临床症状通常远比影像学表现更严重。

知情同意： 假关节形成，肌腱损伤或断裂（也可能是继发的），骨折，血管神经损伤，感染。

手术技巧： 当患者为外翻畸形时，可以通过从内侧移动距骨来矫正力线。而对于严重的挛缩或骨缺损的情况，可以通过外侧带皮质骨块融合来矫正力线。

手术器材： 通常使用 6.5mm 松质骨螺钉。少数情况下使用门形钉固定。

体位： 仰卧位，踝关节中立位，足趾朝向天花板。通常需要在同侧的臀部下放置垫子来中和髋关节的外旋。由于可能会需要 X 线透视，踝关节突出手术台的边缘大概 3~5cm。

手术入路： 如图 6.34 所示。

手术技术： 如图 6.35~ 图 6.41 所示。

术后处理： 依融合稳定性而定，可以使用稳定的鞋子或石膏固定。最初的 6 周在非负重情况下活动。在此之后拍摄 X 线片并开始完全负重，定期拍摄 X 线片直到完全愈合。

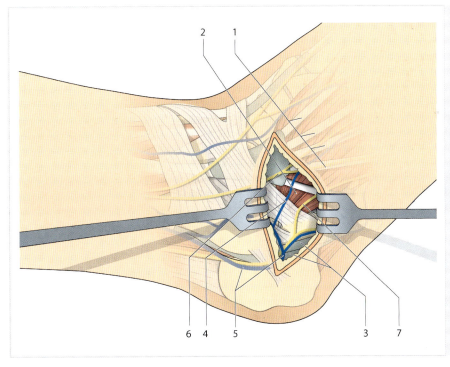

图 6.34　入路示意图：跗骨窦是容易触到的。切口起自外踝后方至外踝尖并向前方延伸大约 3cm。1. 趾长伸肌腱；2. 趾短伸肌；3. 腓骨长短肌腱；4. 足背静脉网；5. 小隐静脉；6. 足背中间皮神经；7. 足背外侧皮神经。

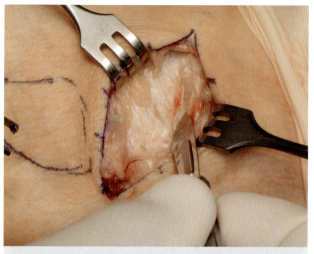

图 6.35　筋膜被打开。必须要保护足背中间皮神经和腓肠神经后侧支。切开伸肌下支持带，到达易于触摸的跗骨窦。

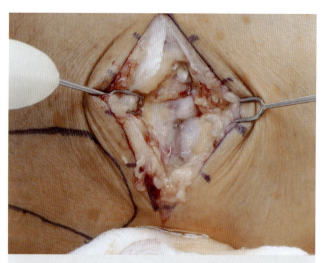

图 6.36　距下关节明显的滑膜炎，行滑膜切除术。

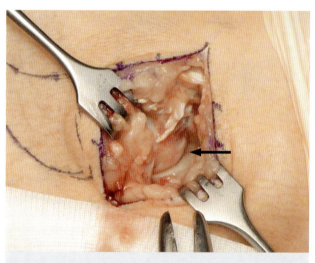

图 6.37　距下关节后关节面(箭头处)容易辨认。

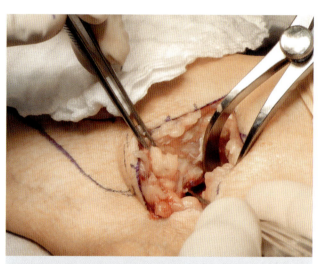

图 6.38　首先，在跗骨窦处放置一个骨撑开器撑开，然后，可以使用亨特曼（Hintermann）撑开器。

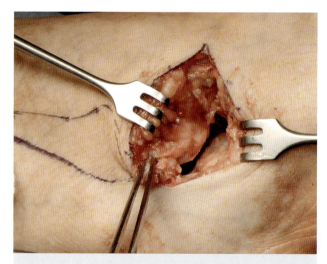

图 6.39　去除距下关节前方和后方的软骨。

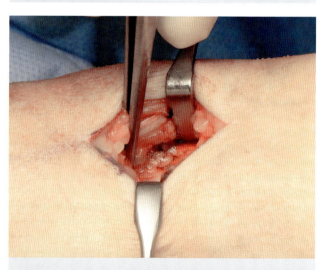

图 6.40　内侧，切口在距骨颈上方大约 1cm 处，使用小的拉钩拉开软组织，显露距骨颈，放置固定螺钉。

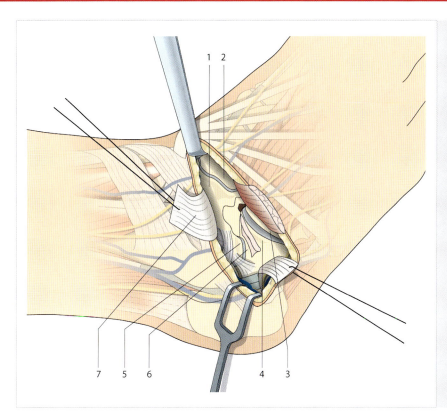

图 6.41　1. 距骨头；2. 舟骨；3. 骰骨；4. 跟骰关节面；5. 距骨体外侧；6. 距下关节后关节面；7. 伸肌下支持带。

6

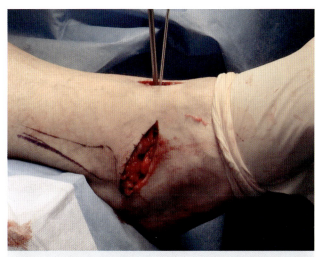

图 6.42　置入 2 枚克氏针。后侧的克氏针通常在直视下穿入跗骨窦。

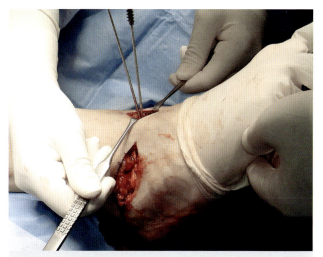

图 6.43　在透视后，沿克氏针扩孔，拧入螺钉。

　　如果畸形很严重，需要做标准的距骨内侧切口（章节 6.4.2）。在这个病例中切口向内侧和足底移动 1cm，可使距骨从跖侧获得更好的活动。通过内外侧的松解，使距骨获得完全的活动，并能够回到初始的位置。

　　如果畸形不能彻底矫正，必须要植入外侧的骨块（图 6.42~图 6.45）。

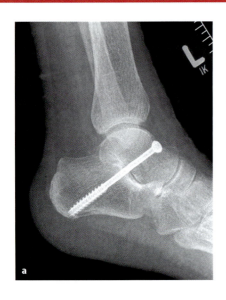 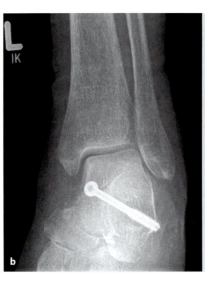

图 6.44 （a，b）融合也可以只使用 1 枚 6.5mm 螺钉。

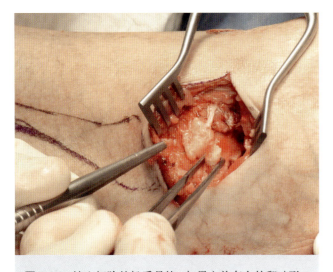

图 6.45 植入切除的松质骨块。如果之前存在外翻畸形，可以植入带皮质的骨块，螺钉进入并拧紧。

6.4.2 距舟关节融合

适应证： 拉森（Larsen）Ⅲ ~ Ⅴ级破坏。类风湿疾病常阻碍踝关节活动。临床症状通常比影像学表现更严重。

知情同意： 假关节形成，对于严重的骨缺损需要松质骨或带皮质骨块植骨，感染，肌腱损伤，神经血管损伤。

手术器械： 取决于技术：4.5mm 松质骨空心钉和 / 或加压的门形钉。

体位： 仰卧位，踝关节中立位，足趾朝向天花板。通常需要在同侧的臀部下放置垫子来中和髋关节的外旋。踝关节突出手术台的边缘 3~5cm。可能会需要拍摄 X 线片。

手术技术： 如图 6.46~ 图 6.49 所示。2 枚 4.5mm 空心钉被植入。2 枚克氏针在直视下穿入舟骨，当确定其在关节面穿出点后，将克氏针继续钻入距骨。

经 X 线片确定后，空心钉沿着导针拧入。

术后处理： 取决于融合的稳定性，可以使用稳定的鞋子或石膏。最初的 6 周应在非负重情况下进行活动。之后拍摄 X 线片并开始完全负重，定期拍摄 X 线片直到完全愈合。

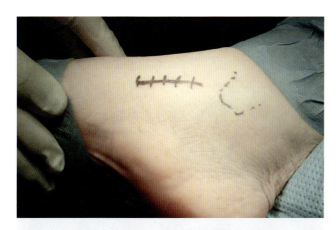

图 6.46 内侧皮肤切口，距舟关节通常容易触及。为了能够获得距骨更好的活动，切口更加偏向跖侧。切口不应向后延伸超过内踝。

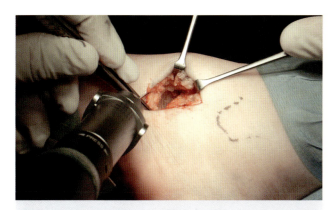

图 6.47 胫骨肌肉保留。清除距舟关节滑膜，显露整个关节，如果没有严重的骨缺损，应该尝试在去除软骨时保留关节的弧线形状，使用弧形骨凿会使操作更容易些。

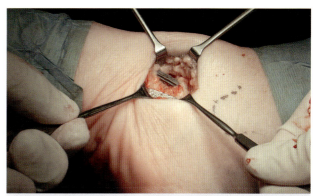

图 6.48 使用 2~3mm 门形钉固定，可以提供加压。

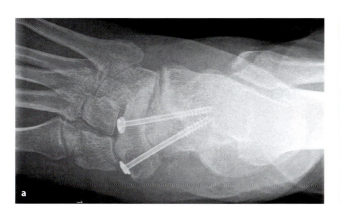

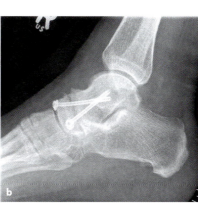

图 6.49 （a，b）距舟关节融合螺钉固定。

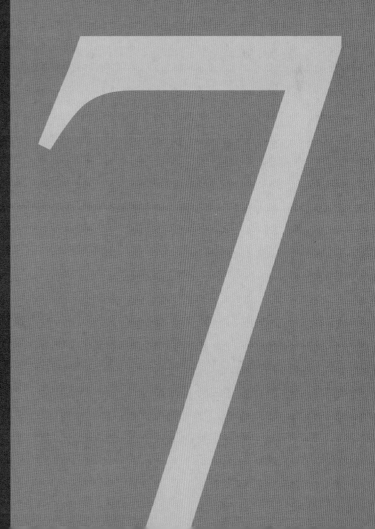

第 7 章

膝关节

第 7 章　膝关节

S. Sell, S. Rehart, V. Crnic, A. Schoeniger

7.1　关节镜下滑膜 / 腘窝囊肿切除术

手术指征： 拉森（Larsen）0~ Ⅲ 级病变，膝关节显著不稳定者禁用。

知情同意： 复发，感染。

手术体位： 首先需要通过两个骨盆固定器侧卧位固定腘窝囊肿手术患者。倾斜手术台并内旋膝关节，为膝关节后路手术提供良好的起始位置。切除腘窝囊肿后取出骨盆固定器，使患者仰卧。然后可以使用同一手术布单进行关节镜滑膜切除术。

特殊注意： 术前进行腘窝超声检查，腘窝囊肿大小（图 7.1）。

手术技术： 腘窝囊肿切除术手术入路如图 7.2 所示，手术技术如图 7.3、图 7.4 所示。

关节镜下滑膜切除术手术入路如图 7.5 所示。手术技术如图 7.6~ 图 7.12 所示。对于严重滑膜炎，需要关节镜滑膜切除术联合术后 6 周放射性滑膜切除术治疗。

术后护理： 通常需要术后 6 周放射性滑膜切除术治疗。

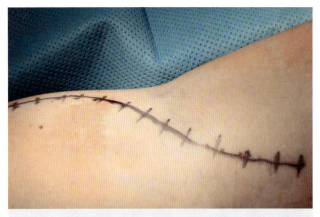

图 7.2　腘窝囊肿曲线或 "S" 形手术入路。

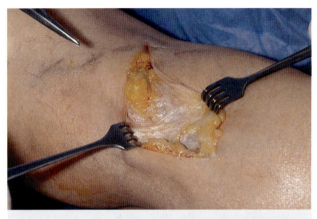

图 7.3　通常手术采用曲线形入路便可获得足够长度。若需要可以进行远端切口延长，显露小腿筋膜。

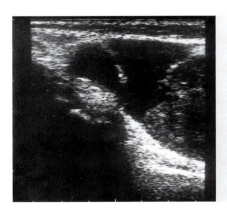

图 7.1　术前超声检查示多房囊肿。术前通过囊肿大小确定手术切口长度。

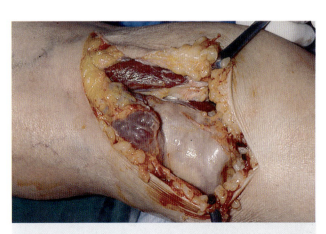

图 7.4　囊肿通常位于半膜肌和腓肠肌内侧头之间。本图是一个大型多房囊肿。可以使用剪刀进行钝性分离。有大型囊肿时可以先切开囊肿，释放部分囊肿液来更好地显示整个囊肿。术中首先显露与关节相连的囊肿茎，同时进行结扎。

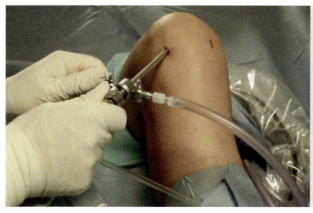

图 7.5 经典前内侧和前外侧入路。入口点常比标准关节镜手术更接近滑膜囊肿部位，有利于切除滑膜上隐窝。滑膜切除过程中应用不同尺寸的钻头。备吸引器以防大量出血。通常两个入路足够，如需要可行更多入路（甚至背侧入路）。

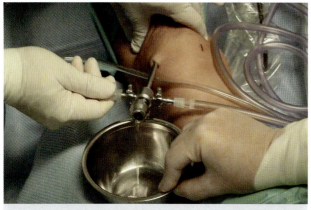

图 7.6 若病因诊断不明确，应常规进行滑膜液分析来求查明病因。

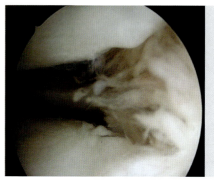

图 7.7 膝关节伸直，髌上隐窝关节镜滑膜切除术。

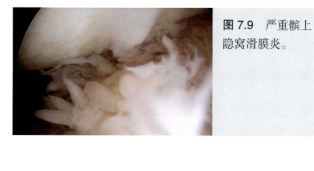

图 7.9 严重髌上隐窝滑膜炎。

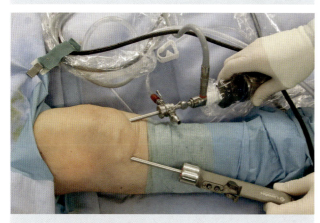

图 7.8 髌上隐窝滑膜炎。

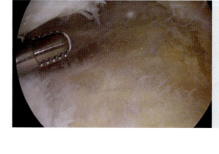

图 7.10 髌上隐窝下滑膜切除术。

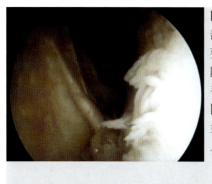

图 7.11 因病变解剖位置或角度的需要，尤其是进行侧隐窝滑膜切除术，手术器具需通过不同的入口进入（比如光源和切割器具入口互换）。

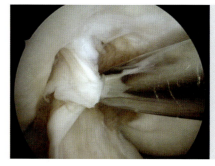

图 7.12 交叉韧带处的滑膜炎常用小钻头去除。

7.2　膝关节假体

全膝关节置换术是类风湿关节炎患者的常见手术之一，膝关节受影响者占 90%。

适应证： 拉森（Larsen）Ⅲ~Ⅴ级病变，临床症状明显。

确定治疗的原则： 因多关节受累，类风湿关节炎患者关节置换应早于骨性关节炎患者。对进行性类风湿关节炎患者，减少了同时进行多个关节置换的可能性，避免了术后恢复活动所需的漫长阶段。

对于快速进展的炎症性关节炎患者，如果手术干预被推迟，定期的临床和放射学监测是非常重要的。在 3~6 个月内发生显著的骨破坏并不少见，所以骨质严重破坏是手术矫正的潜在条件。另外，在伴有外翻畸形的膝关节上，监测支撑韧带也是个难题。

在确定下肢假体植入适应证时，必须进行高度个体化的设计。有实践证明成功的基本原则应遵循：

·在同一个肢体上重建膝关节和髋关节，以获得具有较强功能的腿。

·由近及远：通常先置换髋关节。

·对于膝关节和髋关节的显著屈曲挛缩，有证据表明，应在很短的时间内处理另一个同侧关节，以避免术后固定屈曲挛缩的形成。

在特定情况下（如多关节的迅速恶化），可以进行单侧肢体的多关节同时置换。

知情同意： 骨折 / 穿孔，感染风险大约增加 3 倍，皮肤损伤（类固醇萎缩）。

手术器材： 由制造商提供的假体系统。非耦合（十字韧带固定，前稳定，后稳定化），部分耦合，耦合。

体位： 仰卧位。腿放沙袋。可能会需要拍摄 X 线片。

手术技术：

滑膜炎： 如图 7.13~ 图 7.15 所示。

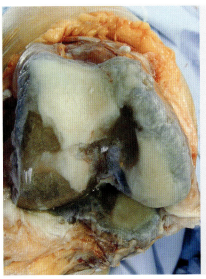

图 7.14　褐黄病。

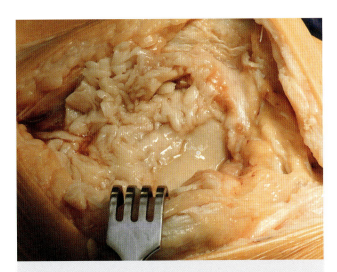

图 7.13　大面积滑膜炎整个关节滑膜切除的要求：应包括髌上隐窝、关节内侧和外侧以及副韧带后面的滑膜。胫骨切除后再进行胫骨后和股骨区域滑膜切除。细致止血至关重要。非活动的炎性滑膜不应切除以防止纤维化形成。

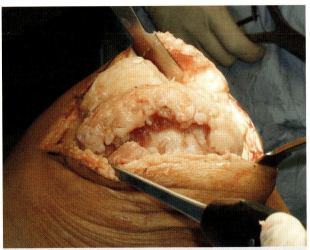

图 7.15　（褐黄病）严重的骨赘形成。所有的骨赘，都应去除。疾病进展的形式不同，从轻微到严重的骨赘形成均可发生。严重骨赘形成在脊柱关节炎患者中很常见。对这类患者的认真护理非常必要，因为膝关节经常逐步僵化。

后交叉韧带（PCL）：对于PCL应该切除或保留，目前还没有统一性的指导原则。视术中情况而定。

对齐组件：许多类风湿患者有大量的骨质破坏，通常使得旋转排列相当复杂。

股骨部件：同时使用多个参考线进行旋转调整（图7.16）。

外翻畸形常可达20°并与背侧股骨髁形成5°的外旋畸形。这种外旋转在更严重的畸形中更明显（图7.17~图7.19）。

胫骨部件：在类风湿患者中，一个功能性的准线被用于胫骨组件的对齐过程。试验性胫骨组件植入之后，膝关节充分活动，确定并标注位置。

此外，基于解剖标志进行解剖学比对。利用髌骨韧带中间三分之一交界处胫骨假体的中部作为基点，向外旋转至胫骨平台的后缘。

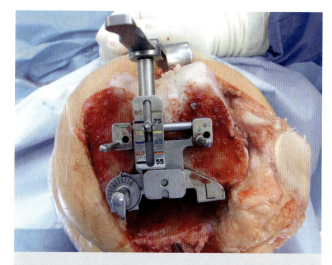

图7.16 对于外翻畸形伴有外髁破坏或发育不全者，使用后髁作参照旋转对准的方法特别困难。在这种情况下，作为参照的后髁需要足够后置。否则，股骨组件将有发生内旋转的危险。在计算旋转对位时，骨质的破坏和软骨的缺失必须考虑在内。

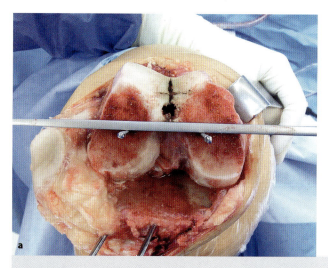

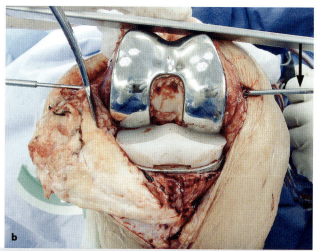

图7.17 （a，b）打开关节后，截骨之前，先用电灼器标怀特塞德线。预计的旋转定位在凿锚孔后通过转动部件旋转完成。以怀特塞德线作参考，很容易判断部件是否对齐。上髁轴（b）经常很难触摸到，特别是当有严重骨破坏时。因此，对严重膝关节外翻畸形我们经常调整手术步骤：先截胫骨，再重建。当股骨解剖标志不明显时，可借助参考线来完成股骨部件的旋转定位："怀特塞德线"对"上髁轴"对"背侧髁线"。

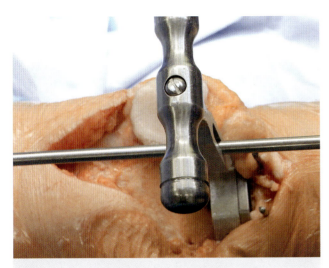

图 7.18　用于胫骨截骨后准线对齐的模拟部件。

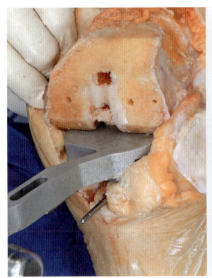

图 7.19　在伸膝时调整好准线后，屈膝空隙可以通过进一步切削股骨髁截面进行调节。此处用模拟部件测试屈膝间隙大小。

准线：类风湿关节炎患者植入的膝关节假体固定强度应大于骨性关节炎患者。以我们的经验，膝关节假体在炎症疾病患者体内 5~7 年即有松动的趋势。而在男性脊柱关节炎严重患者中情况正好相反。该患者群的膝关节有僵硬化的趋势，因此在他们的准线调整中不应过紧。

类风湿关节炎膝外翻畸形：类风湿膝外翻畸形相较膝内翻畸形更难调整。

膝外翻畸形分级：

1 级：轻微外翻畸形。内侧副韧带稳定。膝关节滑膜切除术。常规手术入路。

2 级：外侧挛缩，内侧仍正常。松解外侧挛缩组织十分必要。屈伸情况均应测试。

3 级：严重外侧挛缩。

3a 级：内侧松弛，可进行重建（负重状态下外翻角约 40°）。术中股骨和胫骨负重面应首先切除。之后，植入占位体，膝首先置于伸直姿势。如果不能完全伸膝，可选用组合式假体。

3b 级：严重的内侧松弛。

4 级：严重的内、外侧松弛。

病情进展快速、炎症严重是使用组合式假体的指征。1%~2% 的类风湿膝关节炎治疗属于此类。

重新调整挛缩的侧方结构：伸直挛缩：膝处于屈曲位时使用弯形 Hohmann 牵引器扩大膝的屈曲间隙。使用骨凿向着骨头并尽可能垂直于胫骨行截骨术以去除多余增生的骨赘。后囊则向股骨端抬高并使用曲面锉推向侧方（图 7.20）。

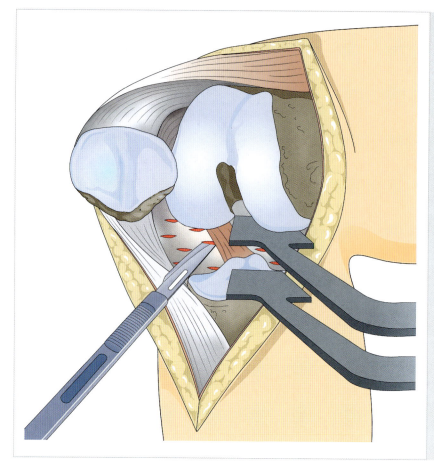

图 7.20 矫正挛缩的侧方组织。这是个非标准术式：通过小切口在后囊穿孔，并使用霍曼（Hohmann）牵引器加压撑开。在操作时，特别是处置膝外翻畸形时，应注意保护腓总神经。

髂胫束： 在关节外切开髂胫束。在关节水平暴露髂胫束并于关节外切开。触摸严重挛缩的纤维，并用小切口松解，而后将挛缩的组织束手工牵开，重复该步骤至完成基线调整。

另外，该组织束也可在关节内显露。但手术视野严重受限，因此我们仅在轻微组织挛缩的病例中选择此入路（图 7.21）。

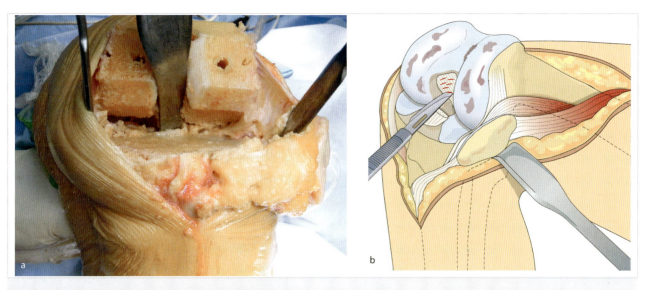

图 7.21 （a，b）矫正挛缩的侧方结构。屈曲挛缩：首先检查后交叉韧带的张力。如果后交叉韧带屈曲挛缩，沿着胫骨后缘仔细切开并剥离。然后检测韧带的残余张力。或者，用锋利的剪刀刺破。如果挛缩仍然存在，完全切断韧带。这可以使屈曲间隙扩大 1~4mm。

7

如果外侧挛缩仍然存在，根据需要，可以松解腘韧带。

外侧韧带是下一个要讨论的问题。最初的松解可通过针刺切口再行扩张术。如果这样不能满足要求，韧带本身可以松解或可以截骨后再固定。然而后者要求其余关节稳定器具有足够的口径。

类风湿性膝内翻畸形：类风湿性膝内翻畸形伴内侧韧带挛缩并不常见（图 7.22）。

锚定：由于大多数患者同时伴有骨质疏松，假体组件应该用骨水泥固定。对于严重的骨质疏松，胫骨柄组件用骨水泥黏结。如果必要时延长胫骨柄长度可以增加整个配件的稳定性。即使在一些复杂病例中延长 80mm 通常也是足够的（图 7.23）。

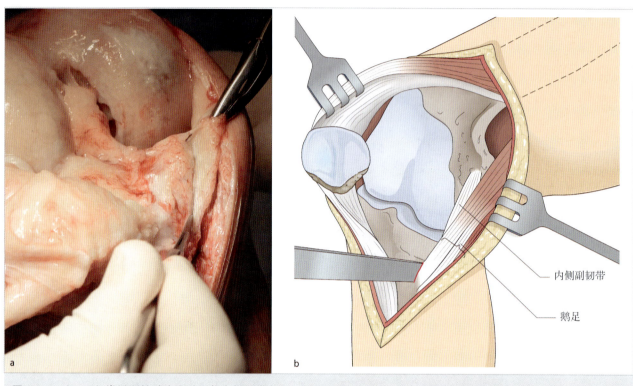

内侧副韧带

鹅足

图 7.22　（a，b）类风湿性膝内翻畸形伴内侧韧带挛缩。松解内侧副韧带，进一步从前向后将鹅足松解。

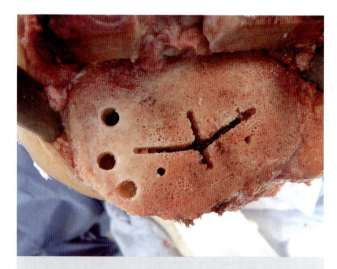

图 7.23　对严重硬化的胫骨平台，为了骨水泥胶结更牢固，可在平台钻孔。

骨缺损： 多种技术可用于重建胫骨缺损。非常小的骨缺损可用松质骨或水泥填充。大的骨缺损通常采用切除的骨填充或取对侧胫骨做骨移植。以骨填充或骨移植修复大型骨缺损还是很常用的（图 7.24~图 7.29）。

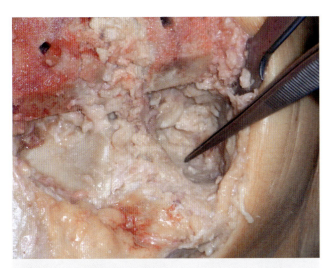

图 7.24　胫骨内侧深部缺损。

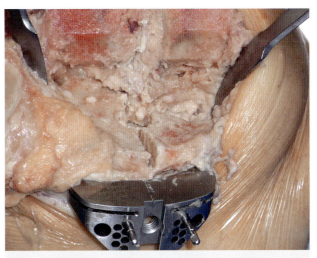

图 7.25　首先在外侧确定关节线并进行相应的截骨。内侧进行进一步的切除，直到缺损的最大部分可以用植骨块覆盖。

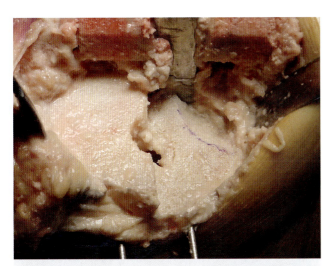

图 7.26　胫骨内侧切除术后，残余小的缺损占关节表面的 1/4 以下。

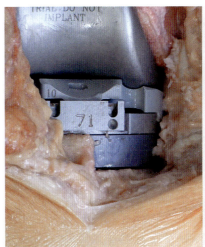

图 7.27　具有完全平衡的内侧填充块的试验性植入物。

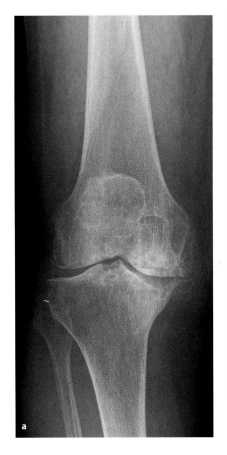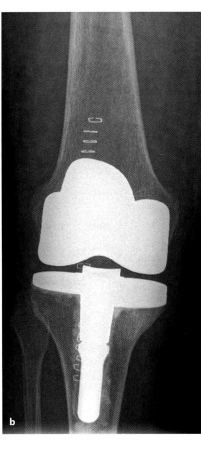

图 7.28 （a，b）一个小的骨缺损。

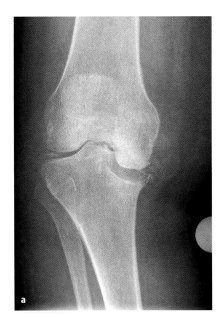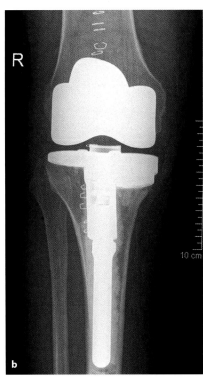

图 7.29 （a，b）大型骨缺损的膝关节术前和术后的 X 线片。

复杂的不稳定关节：如图 7.30~ 图 7.33 所示。

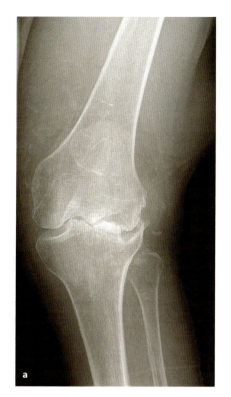
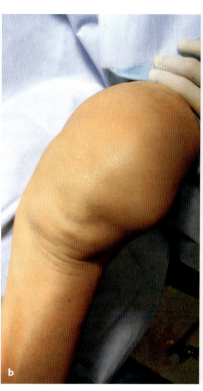

图 7.30　（a，b）中等大小的骨缺损，临床上显著表现为内侧和外侧的不稳定。

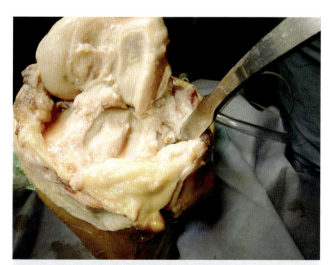

图 7.31　术中发现实际骨缺损比 X 线片显示的更严重。

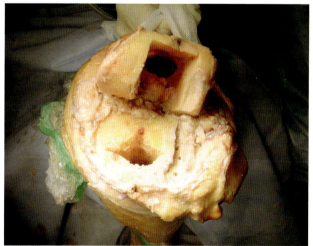

图 7.32　为假体修复准备的手术创面：侧副韧带已切除，矩形切口已对应预制股骨部位。侧面残留更深的骨缺损钻孔并用骨水泥密封。

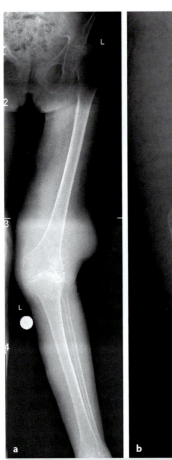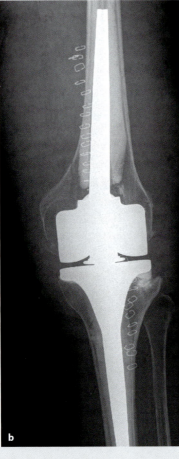

髌骨后小关节的置换治疗：根据文献，类风湿病患者如果同时进行髌骨后小关节置换治疗，则会取得稍好的临床效果。依据我们的经验，临床骨缺损量是选择手术方式的重要因素。

图 7.33 （a，b）破坏的膝关节术前和术后 X 线片。

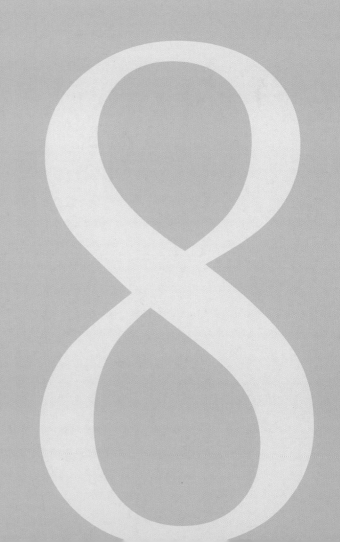

第 8 章

髋关节

第 8 章 髋关节

S. Rehart, S. Sell, V. Crnic, A. Lust.

髋关节假体

适应证： 拉森（Larsen）Ⅲ ~ Ⅴ 级损伤伴有明显临床症状。进行性的骨破坏，尤其是损伤位于髋臼区域（髋臼顶的坏死、髋臼内陷、囊性变等）。

治疗原则： 为了避免多关节同时发生进行性的骨破坏，类风湿关节炎患者的手术治疗应早于骨关节炎患者（见膝关节置换适应证，章节 7.2）。

当骨破坏进展较快时，切勿等到髋臼窝被破坏时再进行手术干预。需要定期行 X 线片检查，因为与疾病系统性表现相比，髋臼病变可能并无相应临床症状。

知情同意： 假体松动、脱位；骨折、骨穿孔。

手术器械： 假体器械制造商处选择。

体位： 体位取决于所选的入路（前方，侧前方，背侧，微创小切口）。目前并未有明确报道表明何种入路效果最佳，因此推荐应用术者最熟悉的入路。另外，需用髋关节专用手术床。

手术技巧： 如图 8.1~ 图 8.15 所示。

术后并发症： 如图 8.16 所示。

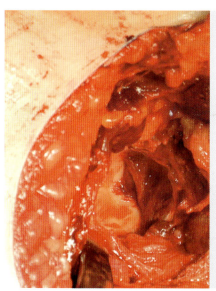

图 8.1 极度肥胖的类风湿患者通常伴有严重的骨质疏松。尽可能牵引肢体，并相应地调整拉钩。这类患者通常需要进行广泛的滑膜切除。

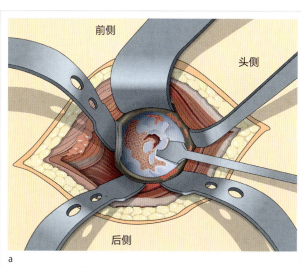

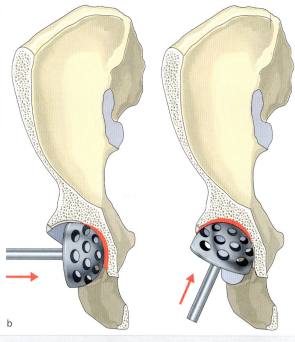

图 8.2 （a，b）显露髋臼内侧软骨下骨盂唇。增生的骨赘可能需要切除。髋臼锉磨的方向最初应朝向髋臼中心，接着朝向髋臼顶方向进行。关节盂唇软骨下骨必须在直视下锉磨，因为如果存在骨质疏松的话，它会非常脆弱。

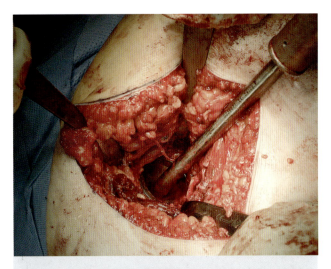

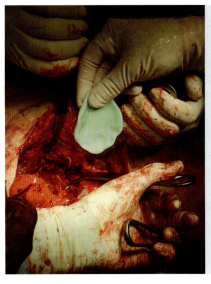

图 8.4 严重疏松的骨质可能需要骨水泥臼杯或者髋臼加强笼。

图 8.3 非骨水泥压配型髋臼杯即使在严重骨质疏松时，也能够获得良好固定。应用股骨头进行髋臼打压植骨也很常用。将股骨头松质骨植于髋臼中心，并用试模杯压实。

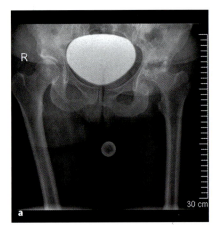

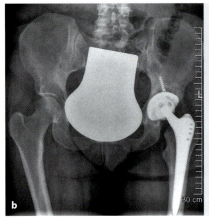

图 8.5 （a，b）髋臼顶骨坏死磨锉时需谨慎（对于严重骨质疏松时也适用反锉）。股骨头松质骨可用于髋臼成形术。当骨质较差时，可通过压配髋臼杯并加用螺钉以实现坚强固定。另一个可选方式是使用髋臼加强笼和骨水泥臼杯。

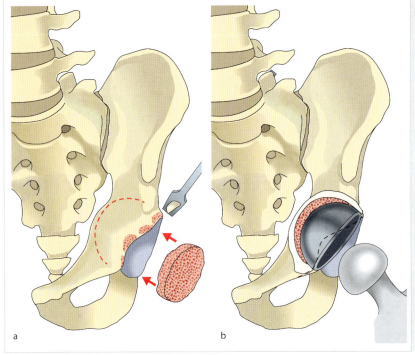

图 8.6 （a，b）当严重髋臼内陷时，可从股骨头切取去除皮质的楔形状骨块，如果楔形骨块太硬，可以行放射状截骨削弱硬度。将植骨块放置于髋臼中心，用试模杯将其压配紧实，调整位置使其完全置放于髋臼内部。

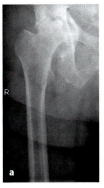
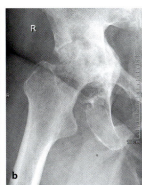
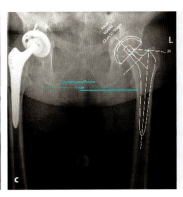

图 8.7 （a~c）类风湿关节炎严重髋臼内陷。从股骨头处获得松质骨块用于重建髋臼杯。

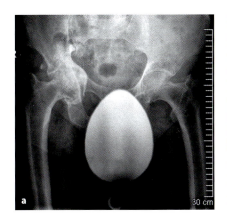
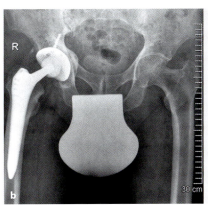

图 8.8 （a，b）强直性脊柱炎导致严重髋臼内陷。从股骨头处取得植骨块，重建髋臼底，髋臼杯用螺钉固定。此病例存在严重髋内翻，术者通过外移股骨干重塑旋转中心。

8

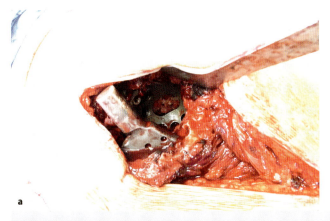
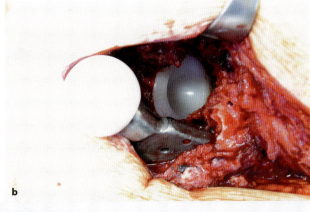

图 8.9 （a，b）严重的髋臼内陷需要骨水泥型髋臼加强笼和骨水泥臼杯。

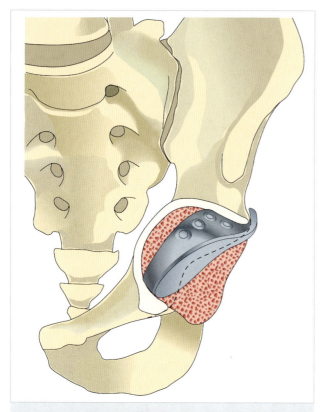

图 8.10　骨水泥加强笼的类型取决于内陷的程度和髋臼重建方式。

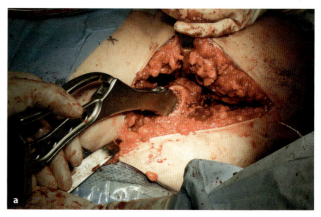

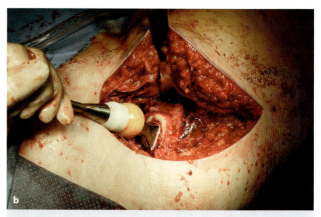

图 8.11　（a，b）骨质疏松通常比术前 X 线片显示的还要严重，因此需要非常小心地暴露和松解股骨干附着的软组织。

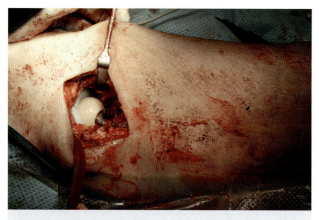

图 8.12　通过检查髋部各方向活动度评估潜在的半脱位和髋臼撞击的风险。炎症反应严重时，关节周围的软组织通常有明显的增生。

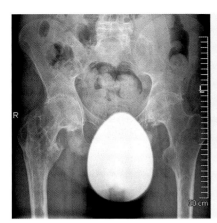

图 8.13 有长期的类风湿关节炎病史，伴有严重骨质疏松。

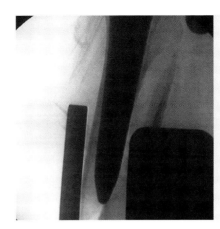

图 8.14 术中股骨干部骨折。

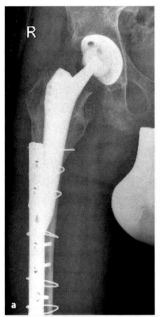
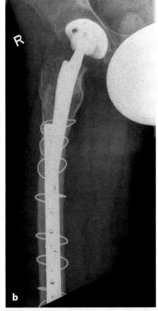

图 8.15 （a，b）手术内固定。

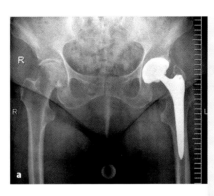
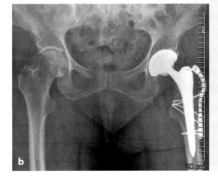

图 8.16 （a，b）类风湿关节炎病史较长，长期应用可的松治疗，术后 8 周转子间骨折。

8

139

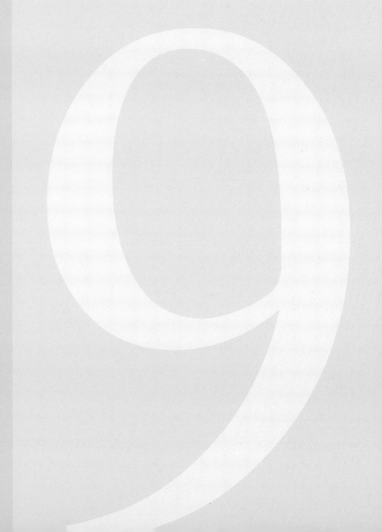

第 9 章
脊柱

第 9 章 脊柱

H. Boehm

9.1 颈椎：寰枢椎重建

适应证：寰枢椎关节不稳定 > 5mm；明显血管翳形成；颅脑下沉。

注意事项：行颈椎融合术前应注意是否存在明确的颈椎脱位；同时是否并发明显颅脑下沉而需要经口行齿突切除减压；是否存在部分节段不稳定而影响麻醉插管。

麻醉方面：金属强化的气管导管；可视喉镜或光纤导管插管设备；所选的麻醉药应不影响术中神经功能监测；麻醉师和麻醉设备位于患者足侧。

知情同意：因椎动脉损伤引起的基底动脉血管局部缺血性损伤及大量失血，近端脊髓损伤，枕神经损伤 / 枕神经痛，植入物错位以及由此造成的硬脑膜损伤，假关节形成并发生继发性内植物失效。

手术器械：颈椎后路基础手术器械。

开放手术：C_1~C_2 关节螺钉固定器械，直径 2.7mm 或 3.2mm，长度 38~48mm。

小切口手术：采用经皮固定椎弓根螺钉套筒式引导的麦格尔（Magerl）系统。

若因严重高位胸椎后凸，标准器械无法应用，则需要对上述两种方法进行改进，需要弯钻套筒（图9.6）。

哈姆斯（Harms）/ 麦尔彻（Melcher）颈椎多轴螺钉固定系统（见下文）可用来固定 C_1 和 C_2。若 C_1 严重破坏，则需要同时固定枕骨板。

若进行经口减压，则需要克罗卡德（Crockard）或哈姆斯（Harms）的经口器械。术中可能使用增强 X 线影像、术中神经功能监测、计算机辅助导航系统。

术前注意事项 / 特殊诊断：① C_1 关节是否足够完整；若 C_1 关节不完整，则需要用枕骨板 / 杆系统进行 C_0~C_2 节段融合。② 胸椎后凸程度及颈椎轴向

旋转能力决定经关节磨钻的方向和植入螺钉的位置。③ 椎动脉是否在两侧对称的位置并且椎动脉直径是否正常；椎动脉从 C_2 至枕骨大孔节段，寰枢椎和椎动脉的空间位置关系是否恢复（图 9.1）；若二者位置关系可以恢复，在重新定位或钻孔植钉过程中，是否存在椎动脉血管损伤的风险。④ 术中脊髓监护是否必要。⑤ 若颈椎动功能影像提示椎体复位程度较差，则在术前应考虑是否需要先行经口关节松解术和 / 或齿突切除术。然而，通常术中复位程度明显好于术前功能影像。

手术体位：患者俯卧于手术台上，取头部可调节手术台。头部固定装置通常需要进行调节，最好选用装有反光镜的头架以利于术中观察因手术体位造成的眼睛和鼻子挤压（俯视）。手术台调节为头高脚低位，以减少术中失血。同时需要整体固定防止患者滑移。

还需一些无菌挂布用于以下操作：两个方向的放射线摄像；术中可调节的头枕用于复位；取髂骨植骨。

关键步骤：若复位操作较难，则需在仰卧麻醉后肌肉完全放松的情况下，在 C_2~C_7 的棘突下面放置一支撑物，然后在横向透视的指导下经口对 C_1 的前弓施加压力。若仍然无法充分复位，则需行经口减压术（见下文）。

取骨：通常将去后侧髂骨的皮质骨作为手术的第一步：在髂棘后方行 3cm 皮肤切口，从外侧取 15mm × 25mm × 6mm 楔形的皮质骨。用骨凿仔细修整，以保持髂棘的稳定性，同时避免骶髂关节的损伤。此外用刮匙刮除部分松质骨，其后，将这些松质骨在移植部位横向填充以确保结构稳定性。为减少术后出血，出血的骨面需覆盖明胶海绵。

手术入路：若采用开放手术固定 C_2/C_1 节段，皮

肤切口必须到达 T_1 棘突水平，并且颈后部肌肉须牵引到 C_6 节段以适应植钉角度。此方法不仅可能导致软组织损伤，而且可能增加肌肉的继发性损伤，增加创面难愈合的风险。术中定位时，若采用小切口技术，钻孔和植钉的难度会稍微大一些。由于利用钻头套筒经皮穿刺切口钻孔植钉，我们的方法可以减小 C_1 和 C_2 的后方显露范围。详细步骤见下方讲解。

寰枢椎重建手术技术： 从枕骨到 C_2 的棘突做 4cm 长的正中切口（图 9.2）。显露 C_2 棘突并行骨膜下剥离，并向两侧显露至椎板和 C_2~C_3 关节突。操作过程中最好使用科博（Cobb）骨膜剥离器。若术前存在明显移位和旋转导致的不稳定，则需要对其进行反向牵引。当显露至 C_1 的椎弓，应继续向中线两侧显露至 15mm。由于颅骨至寰椎节段距椎动脉较近，因此不应向外侧显露过多。静脉丛沿 C_1~C_2 的椎板两侧走行（图 9.3），并且有大出血倾向。通常可通过钝性分离软组织并用纱布压迫避免出血。

确定进钉点后，并此位置进行 8mm 穿刺切口（图 9.4）。放入一对钻头套筒，头端安装尖钻。经正、侧位片分别确定进钉点及进钉方向。通过屏幕成像，可以看到钻头经 C_2 进入到 C_2/C_1 的关节。检查复位情况并钻入 C_1，通过侧位片定位，钻入前弓的 1/3 处。钻套引导在操作中至关重要（图 9.5）。选取合适长度的螺钉。使用螺丝刀取下第二个螺钉和内层套筒，然后，在显露部位插入一枚垫圈，并与导套插入的螺钉尖端连接。保持直视进钉点并在透视下拧紧螺钉，仔细观察 C_1~C_2 节段关节间隙变化情况。

若高位胸椎后凸导致不能维持足够的角度，则需要使用弯曲钻套系统（图 9.6）代替直钻套系统解决这个问题。

复位后，下一步是 C_1 和 C_2 椎板间需要形成一个骨桥。将一个"U"形带有皮质骨的髂骨固定在 C_1 和 C_2 的椎弓之间，以及 C_2 的棘突上，从而达到最优的桥接效果。麦格尔（Magerl）螺钉技术能够充分保证结构的早期稳定性。因此，通常采用伽利（Gallie）技术，用不可吸收的 2 号线确保植骨充分，该方法经济划算。术后也不影响进行磁共振检查。

此外，黄韧带肥厚可能导致寰枢椎椎管狭窄。

为了避免术后发生狭窄的风险，并且为在椎板下缝合时有良好的视角，应在硬脑膜中线的两侧显露出几毫米的空间。

术中应尽可能保持枕寰韧带的强度。为提供足够的空间保证缝线穿过，可以切除 3mm 宽的枕寰韧带。必要时用粗线或同等粗细的金属丝达到更稳定的固定效果。我们倾向通过使用改良的 Overholt 夹钳传递线绕过寰椎后弓（图 9.7）。用双线绕过 C_1 椎弓，从而保证复位过程中的稳固，也利于在打孔的过程中暂时固定在 C_2 棘突。

正确的进钉位置对于螺钉稳定性和安全性非常重要（图 9.8）。麦格尔（Magerl）发明了一种从中外侧进钉点的有效方法：触诊椎弓根内侧边缘，并在其外侧 2~3mm 位置进钉。另一个进钉点位于 C_2 关节面上，关节囊顶端囊状处的骨性进钉点（图 9.9~图 9.11）。

无法复位的寰枢椎半脱位经口关节松解术和/或齿突切除技术： 若在全麻下手法复位过程中，发生半脱位无法复位，那么在行后路融合术之前应于仰卧位行经口松解术。由于在齿状突关节可能发生反应性病变，通常简单加固寰枢关节是不够的，因此，在签知情同意书时，应将齿突切除的可能列到术前计划中。

为使单节段手术可行，需要保留寰椎前弓。下面内容是我们对技术的总结。

术者需要位于患者头侧，在可视手术显微镜下经口腔入路操作。气管插管后，用碘伏溶液消毒鼻咽腔（图 9.12）。

牵开器插入口腔和悬雍垂后，易触及寰椎的前结节（即使在类风湿患者中也可触及）。寰椎的前结节在整个手术过程中都是一个重要标志。

手术入路： 沿 C_2 底部向上到颅骨前结节 1cm 处做一正中切口。锐性分离附着于寰椎椎弓边缘的长肌，并将肌肉和背膜牵拉至两侧，以充分显露术野，同时利于切口愈合。

沿寰枢椎椎弓尾端向两侧显露到 C_1 和 C_2 关节突。即使在半脱位情况下也是可行的（图 9.13）。确定椎动脉的位置后，充分暴露双侧关节，并尝试使用剥离器复位。若复位充分,则完全切除关节软骨,缝合手术切口。若矫正程度不足,则可能（或术前诊断调查显示）在齿突背侧留有较大软组织团块（炎症组织），此时手术应扩大为包括齿状突切除术（图9.14、图9.15）。

保留寰枢椎齿状突切除术的原则是在齿状突底部做一5mm大小的横行截骨,并用克氏针逐步牵拉齿状钩尾端（图9.15a）。

当截骨术切口关闭时,将第二根克氏针从颅端插入到第一个位置（图9.15b），齿状突尾端将缩短5mm。重复此步骤直到剩余的齿状突完全松解并能够被切除（图9.15c）。少数情况下若尖端齿突韧带仍有残留（在类风湿患者中并不常见），则需要切

除。最后,切除齿后的肉芽组织。由于慢性炎症,囊肿因纤维蛋白的填充,常形成固体组织。注意:肿块的外壁常黏附于脊膜（图9.16）。

最后将分离的部分颈长肌复位并重新缝合。全层间断缝合咽后壁。翻身行后路螺钉固定融合术之前,术者应首先经口腔插入胃管。

并发症: 异位植入;硬脊膜损伤;假关节形成;继发性植入物断裂;C_1~C_2关节移位。

术后康复: 颈托佩戴8~12周,根据骨质情况确定颈托使用时间;术后进行功能锻炼,主动行颈部肌肉的抗阻力练习。若选择经口入路,术后前5天应给予肠外营养和抗生素,每天使用抗菌漱口水。

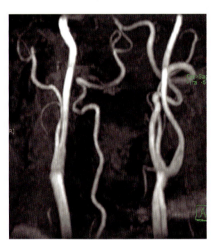
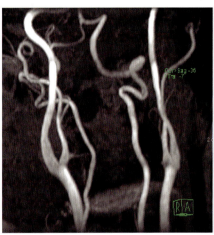

图9.1　确保两侧都有由正常解剖结构的基底动脉发出的椎动脉。

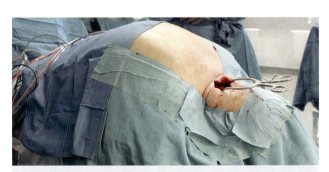

图9.2　做由枕部到C_3棘突的皮肤切口,麻醉师站在患者脚端右侧,这样能方便行头、颈、上半身的手术及取髂骨植骨术。

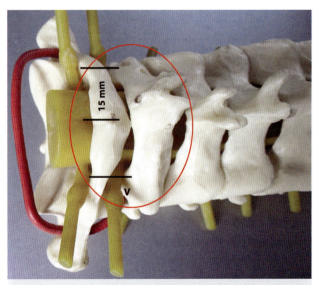

图9.3　手术暴露区域的模型:椭圆形区域是显露的颅颈关节后部,大量静脉丛位于神经根后侧,可能导致严重的失血。

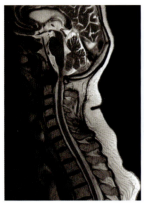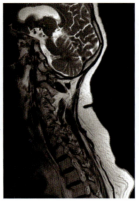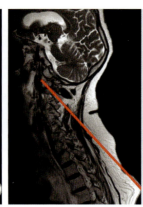

图9.4　确定切口的位置，用于经皮插入套筒和螺钉。通过比较中位矢状扫描到穿过关节的延线，可以更容易地获得棘突钻孔的方向标志。红线表示在皮肤和 C_2 上理想的入口点。从矢状面 MRI 判断颈部过长或胸廓过高是否会阻碍螺钉放置。在红色线（Magerl 视图）平面上计算的轴向 MRI 显示椎动脉可能被螺钉挤压。

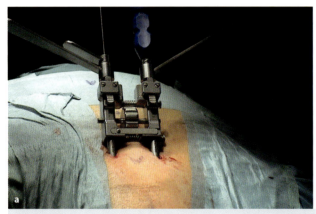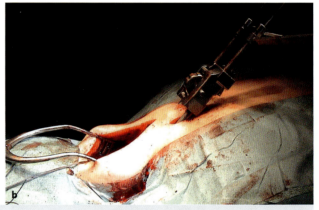

图9.5　（a）经皮插入的钻头与钻套和螺丝与定位块一同植入。左图的钻已经插入。在右侧，使用钻来标记正确的植入点并确保右侧套筒的位置。（b）左侧观：经皮入路几乎缩短了所需暴露术野的一半长度。

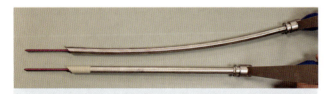

图9.6　微创技术：钻和螺钉的套管系统见上图。上部是一个弯曲的套管系统，在解剖过程中，当使用直套筒无法获取术野角度时，可使用它替代来解决此问题。

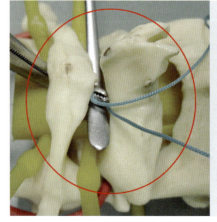

图9.7　后弓处植入物固定缝合的位置。在恒定骨下面用直角 Overholt 夹钳从颅骨传递到尾端，同时保护 C_1~C_2 处的硬脑膜。然后用不可吸收的2号缝合线，穿过打结。

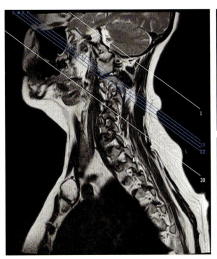
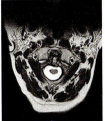
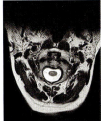
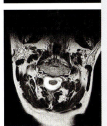

图 9.8 Magerl 钉道轨迹成像的优点：选择的成像平面对应于随后的螺钉方向。钻头理想的位置是在第 10 层，上方右侧图是轴向位层（在复位之前）。此处有确保螺丝通过 C_2 和 C_1 的连续骨通道。在第 9 层和第 12 层可以看到椎动脉并且它们位于足够远的位置。在这种情况下，解剖结构允许钻头和螺丝穿过小的主要切口。

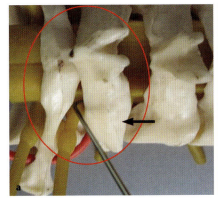
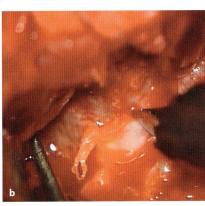

图 9.9 （a，b）用一个圆珠钩确定 C_2 的内侧椎弓根边缘，C_2 表面的切口尽可能在 2~3mm 以内，同时也尽可能靠近尾部。

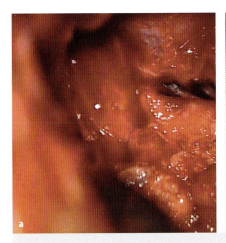
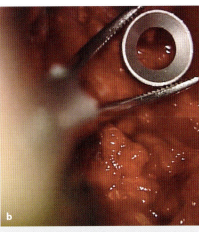
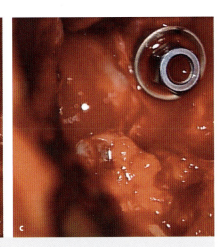

图 9.10 （a~c）套筒系统中的锥子替代了图 9.5 中的钻。在侧视图的透视成像下，一个孔被一直钻到 C_2~C_1 关节下面（a）。然后，通过图 9.7 中的椎板下界牢固固定 C_2，寰枢椎根据轴线位置恰当复位，同时钻孔贯通至 C_1 的前皮层。这需要以更高的钻速完成。此外，必须注意钻的过程中不要使关节间隙扩大。在另一侧执行相同的操作后，暂时保留 C_2 上的 C_1 复位。然后，用螺丝钉代替第一个钻头，在另一侧重复相同操作后固定。对于骨质疏松的患者应该用垫圈。垫圈从切口植入（b），然后在套筒内使用螺丝固定（c）。

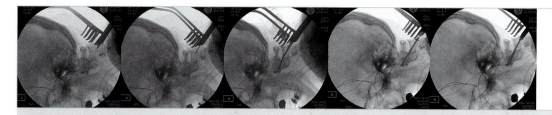

图9.11 钻头和螺钉插入 C₂ 和 C₁。在左侧插入经皮钻套，入口使用锥子扩大。然后用钻代替锥子。并进行第二处的钻孔。第一个钻处被一个 2mm 的螺钉取代，接下来，第二个钻口被第二个螺钉穿过。

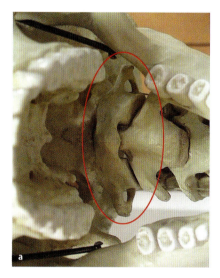
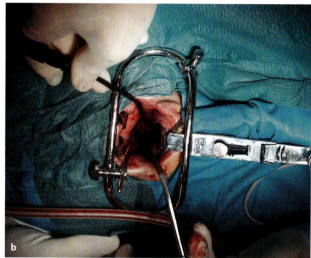

图9.12 经口减压包括寰椎保留的齿突切除。（a）在模型中：红色椭圆形区域用 Crockard 吊具撑开。（b）对患者使用消毒的嘴和舌牵开器。

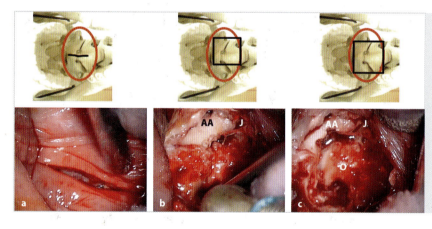

图9.13 （a）患者的咽后壁右侧观。在图的左侧可以看到舌牵开器。通过黏膜和肌层的中线可见切口。（b）左关节显露（J），AA 表示寰枢椎弓的左侧。（c）齿突（O）基底部暴露。在颅骨底部可见寰齿关节软骨。

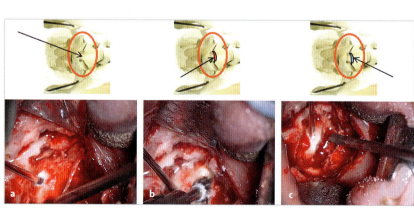

图9.14 齿突的截骨。（a）首先，有螺纹尖端的克氏针（看图箭头）植入到齿突内的远端（C₁ 弓允许的情况下）。（b）然后，使用 Burr 钻和 Kerrison 咬骨钳在齿突基底部行 5mm 的横向截骨。（c）完全脱离齿突的截骨间隙（在模型中的蓝色）。

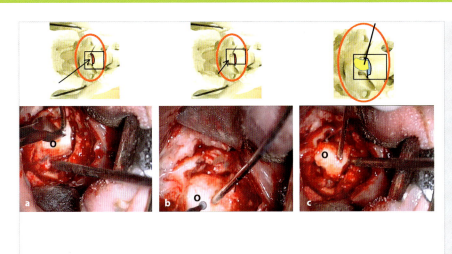

图 9.15　拔出齿突（o），（a）通过凿子打偏，用固定的线牵出齿突（模型中的箭头）。这种操作部分关闭截骨术。（b）在尽可能远的情况下对齿突进行处理，从而结束截骨术。然后，第二个固定线插入的位置尽可能远离颅骨钻开口。（c）尾骨线已经被去除，由第 2 根克氏针固定的齿突通过 5mm Kerrison（咬骨钳）缩短尾部，并且使用（a）中的操作进行拉拽，直到截骨再次闭合。最后，齿突上保留的颅骨部分（模型中黄色）现在已经完全活动并且可以在下一步骤中被移除。

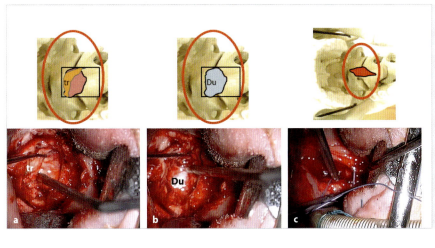

图 9.16　齿突已被移除。（a）在齿突后方组织块中可以分辨部分保留的横向韧带（tr，模型中黄色）。（b）充分减压，未受损伤的硬脑膜（Du，模型中蓝色）。（c）后咽壁的切口通过深部缝合关闭（模型中红色）。

9

9.2　胸腰椎矫形术治疗强直性脊柱炎

适应证：完全性胸椎和腰椎后凸伴有明显的胸椎或胸腰椎后凸畸形；腰椎生理曲度丧失；骨折愈合或 Andersson 病变后的成角畸形。

鉴别诊断和治疗方法：评估脊柱畸形程度，定位最佳矫正点，并确定所需要或期望的矫正程度。此外，还需评估前融合节段的位置和长度 / 韧带复合体。根据结果决定是否采用椎弓根截骨减压术（PSO）或微创矫正截骨术。

其他问题：骨质较差则需要增加固定点；颈椎畸形可能最终需要额外的矫正；寰枕关节和 / 或寰枢关节的剩余活动度；C₁~C₂ 区域关节僵硬遗留的伸展畸形；C₁/C₂ 段是否不稳定；躯干冠状位是否失衡；髋关节有无屈曲挛缩。

知情同意：复位过程中椎管处的机械压力和牵引导致的截瘫风险；矫正导致血管灌注不足产生麻木症状；永久性或暂时性的神经根功能障碍；术后出血；感染；矫正失败需要翻修手术；需要术中唤醒测试；脊髓监测。

椎弓根截骨减压术，手术易于实施且特别适合腰椎手术。然而，由于前柱旋转，截骨范围很少能被修整。在骨质疏松症患者中，矫正和植入失败的风险较高。

后路或微创截骨术 / 结合胸腔镜技术前路截骨术 / 融合术，在操作上更加困难且要求更高。但是可以更准确地纠正旋转中心并且提高术后稳定性。优势：手术神经损伤风险较低。缺点：需要同期进行前路手术。

后路开放与后路微创手术，开放手术术中失血较多。需要长时间分离肌肉，从而增加术后切口感染的风险（见下文）。

后路微创手术缺点：手术时间长，对手术室基础设施的要求更高。

手术并发症：应与患者讨论以下可能的并发症：血胸、气胸或乳糜胸，术后可能需要安置胸腔引流管；神经根刺激或麻痹；植入体断裂/折断；胸或腹部脏器损伤；逆行射精。另外，由于术中体位和体位变换的需要，可能伤及皮肤以及颈丛。

手术器械：

后路手术：带有多向头的椎弓根钉棒系统。应用微创术时，经皮穿刺植入钉棒系统，有利于原位螺钉固定；枪钳、骨凿和咬骨钳的基本脊椎手术包；单双极电灼器；最小焦距为 40cm 的手术显微镜；术中透视或导航系统。

前路手术：俯卧位安装胸腔镜手术辅助设备；椎间融合器；10mm 胸腔镜及可视通道。

麻醉注意事项：应用光纤导管或可视喉镜插管；控制血压；脊髓功能监测（感觉诱发电位，最好是运动诱发电位），若必要时需要术中唤醒测试；单肺通气的双腔气管插管不常用到，但是要能够进行喷射通气则最理想。后路开放手术需要备 4 单位血。如果条件允许，术前应行贮藏式自体血回输。

手术体位：俯卧位于手术床（局部可调，以适应最初的后凸和由此产生的变形）。头垫置于一个特殊的带有反光镜的支架上，以便保护眼睛和鼻子，防止脸部受压（图 9.17）。

手术入路：

传统后路开放手术：根据手术范围做一正中纵行切口，通常从中段胸椎到骶骨范围。沿骨膜下向两侧显露，包括关节突和横突基部。

后路微创手术：每一个椎弓根螺钉需行 15mm 的横切口，每次截骨需行 3cm 的中线皮肤切口。

前路俯卧位胸腔镜双开门截骨融合术：

（1）平行于肋骨在侧胸壁做一 25mm 长的小切口。切口位于腋后线的连接处，然后用骨凿凿掉椎间盘。

（2）沿同一肋间近端 20mm 的位置做一 13mm

小切口作为光源入口（图 9.20）。

微创手术技术：

后路螺钉植入：如图 9.18 所示。

后路微创截骨术：如图 9.19 所示。

椎弓根截骨减压术（PSO）。许多医生倾向于椎弓根截骨减压术，因为这种术式可以避免前路手术。传统方法通常结合开放手术螺钉固定，但也可以采用微创经皮穿刺螺钉植入术。由于 PSO 的手术步骤是相同的，在此一并描述：如图 9.19e~h，在尾端接近椎间隙 1cm 处截骨，充分显露椎板。手术切除椎板包括棘突或部分椎弓根（例如，仅切除颅侧椎弓根）。最后，横向切除后壁或缩进 10mm。若术前发现椎管狭窄，在不破坏后壁完整的情况下切除部分椎弓根，则可以防止术后椎管狭窄。完全 PSO 术可以避免行前路截骨术，但是可能导致前柱不稳定。因此，若患者并发骨质疏松症，则不宜做 PSO 手术。此外，由于旋转中心位于前柱，因此后路截骨术每节矫正度比前路截骨术要小，因此，更有效的组合是后路"V"形截骨加前路截骨术。

前路胸腔镜截骨术：如图 9.20、图 9.21 所示。

校正重建：如图 9.22 所示。

后路钉棒植入术：如图 9.23 所示。

护架辅助脊柱融合联合前柱缺损植入术：如图 9.24 所示。

手术并发症：硬脑膜损伤；神经功能缺损；截骨部位错位；压疮；非甾体类抗炎药物导致的营养不良。

术后护理：术后 2 天胸导管引流；术后疼痛管理；呼吸练习；术后第 1 天活动；无需矫正器；坐姿无限制。

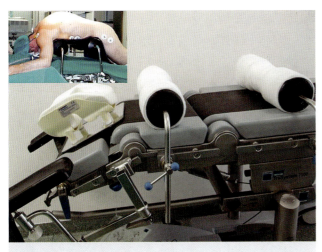

图 9.17　对于俯卧位矫正手术的手术台；胸部和盆腔支撑以防止腹部器官压迫，使用配有镜子的头架。患者所摆的姿势应该适应术前的错位姿态，并且允许术中调整。在胸椎和腰椎平面可以不受限制地行 X 线透视检查。

9

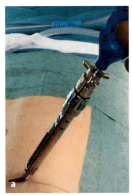
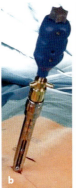
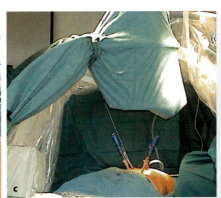
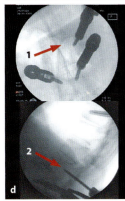
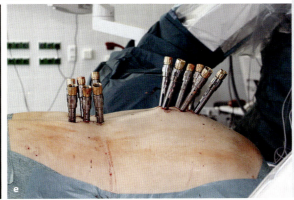

图 9.18　在 T_7、T_8、T_9、T_{12} 和 L_1 到 L_3 经皮植入的椎弓根钉。（a）一个螺钉通过横行的切口植入到脊柱后棘。（b，c）透视图显示螺丝钉的尖端指向椎弓根入口点。（d）内侧椎弓根壁（1 在 AP 视野）必须在侧视图显示椎骨（2）后缘已达到之后才能穿过。（e）除 L_3 外，所有螺丝钉及其头部都被植入。

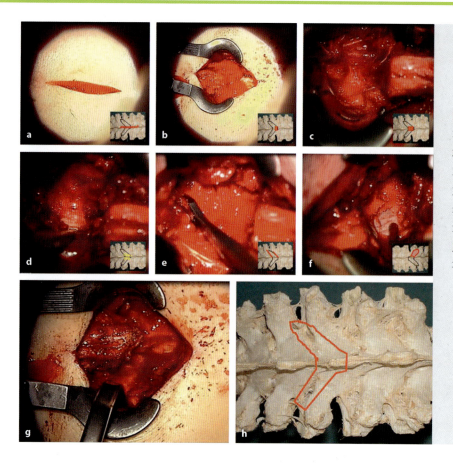

图 9.19　"V"形微创切口 Zielk 截骨技术，在 T_{12} 与 L_1 之间。（a）皮肤中间切口。（b）切除骨化的椎间韧带。（c）T_{12} 的棘突和椎板的不完全切除。（d）黄韧带（模型中黄色）没有骨化或暴露。（e）在右侧用凿子将融合的 T_{12}/L_1 关节分离。（f）患者右侧术野：硬脊膜在中间部位游离，左侧关节截骨术此时进行。（g）患者左侧术野，显示完成"V"形截骨术。（h）强直性脊柱炎，脊柱后部照片，截骨术表面显示为红色（颅骨在左侧）。

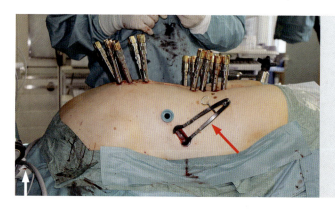

图 9.20　俯卧位胸椎的双开门入路。所有后位螺丝钉已经被植入，并且螺丝头延伸部分从皮肤切口插入。后位"V"形截骨完成。由于相应椎间盘的骨化，完全矫正是不可能的。胸腔镜辅助的前面截骨术是通过双门入路完成。门1：使用扩张器（箭头）平行扩开肋骨，使肋间隙扩大。门2：相同的肋间隙，内窥镜更靠近头侧。

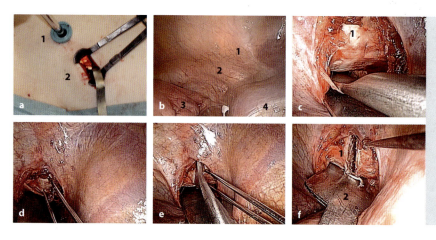

图 9.21　（a）胸腔镜前路（1）和工作管道（2）。（b）胸腔镜通过胸腰椎结合处和脊柱（1）、主动脉（2）、肺胸膜（3）、膈肌（4）手术区域的图像。（c）胸椎和第一腰椎分离后，显露截骨部位（1）。主动脉和周围组织用金属扩张器固定。（d）插入两根尖头克氏针。它们帮助透视确定位置并且帮助指导凿子的进入。（e）使用 20mm 的凿子截骨。（f）开始截骨（1）但是尚未打开，用金属牵张器（2）保护动脉。

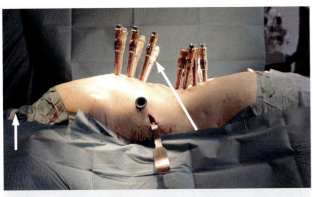

图 9.22　完成前后截骨后，矫正通过偏转手术床来实施。最好的情况是，脊柱的旋转中心就在椎体后壁。这允许通过闭合的后部截骨和开放的前部截骨来最大程度进行矫正。通过比较头部和颈部区域和在图 9.20 中螺丝钉的延伸部分，矫正的程度变得明显。

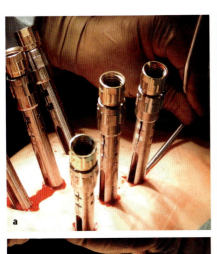
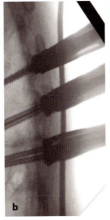
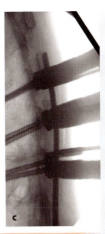
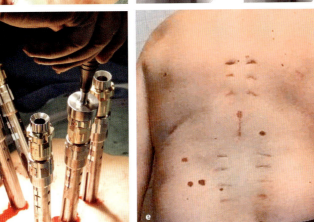

图 9.23　（a）5.5mm 的钛棒通过最上方切口插入。（b，c）部分（b）和全部（c）钛棒插入的侧面透视图。（d）通过螺丝钉延伸器在 T_8 处固定棒和螺丝连接处。（e）所有切口均为术后瘢痕。

9

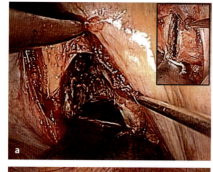
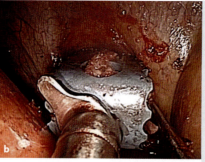
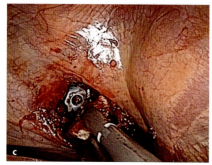
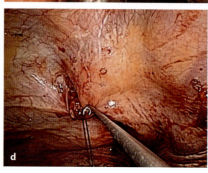

图9.24 （a）在图9.21中平行边缘的截骨现在被成角打开。（b）植入一个充满自体骨（从后部截骨）的钛笼。（c）钛笼的最终位置。截骨术中开放的空间充满松质骨。（d）用推结器打单结来闭合胸膜覆盖植入物。

9.3 通过椎体成形术或椎体后凸成形术使椎体增大

适应证： 由于骨质疏松症（包括应用类固醇引起的骨质疏松）导致椎体压缩性骨折，经过几周的保守治疗后，仍伴有持续性疼痛。伴有轻度或中度疼痛的进行性疾病，病理性脊柱后凸畸形。

术前规划： 塌陷大小：比较矢状位MRI扫描和站立时侧位X线是否有差别。塌陷部位：塌陷距椎间隙或引流静脉的距离或骨折是否位于终板或椎体后壁。基于以上条件选择骨水泥的黏度并选择椎体成形术或椎体后凸成形术。需要确定行单开门还是双侧开门手术，再决定麻醉方式，即全身麻醉还是诱导麻醉加镇痛。

知情同意： 骨水泥外渗；椎体成形术或椎凸成形术的利与弊；骨水泥使用量；其他椎体骨折的风险或进行性痛性脊柱后凸畸形；椎体坏死和感染的风险（感染的程度从可控的局部感染到需要全椎体切除术的感染）。

手术器械： 基本的椎体成形术或椎体后凸成形术手术器具；俯卧位脊柱手术台，能够减小腹部压力，重力纠正后凸畸形；X线透视桌；图像增强器，最好带两个显示器；每个平面一个成像器；带秒针的钟表。

体位： 如图9.25所示。

术中透视： 原则上，置入套管过程仅需要一台透视图像增强器。首先拍摄前后位像，使射线与目标椎体的上缘终板平行。套管一端投射到椎弓根外侧缘，插入15mm后仍平行于椎弓根内侧缘。C臂旋转90°行侧位透视后，再行下一步操作。

旋转C臂过程中需要局部无菌覆盖（图9.26）。因为在两个平面上成像时注射骨水泥更安全，因此最好同时使用两台无菌覆盖的机器。一名术者位于患者的左侧，护士位于患者的足侧。

手术技术： 如图9.27～图9.33所示。椎体成形术与椎体后凸成形术之间的选择取决于俯卧位和复位后骨折椎体恢复的高度。在上下终板和椎体中心均有骨折的情况下，行T_{11}和T_{12}椎体成形术和L_2椎体后凸成形术，由于这种情况存在复位不充分和骨水泥外渗风险，我们更倾向采用护网保护并引导注射骨水泥，而不用球囊扩张的后突术。

并发症： 套筒插入位置错误导致的神经损伤或椎旁结构的损伤。骨水泥外渗到椎间盘、血管或椎管。对骨水泥的过敏反应。心脏和肺部血管系统的栓塞导致的心脏或肺部后遗症。

术后注意事项： 术后4小时，允许活动，全身负重和功能锻炼。定期复查治疗类风湿/骨质疏松症。

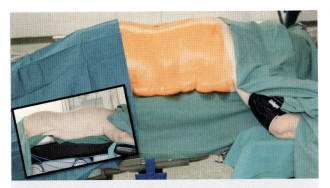

图 9.25　一名患者俯卧于腹部带有软垫的脊柱手术台上。双臂置于臂桌上，臂桌上方覆有橡胶垫（见小插图）。该体位便于行正位及侧位的 X 线检查。

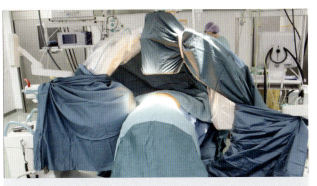

图 9.26　两个图像增强器如图放置，不妨碍拍正位及侧位的 X 线片。

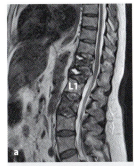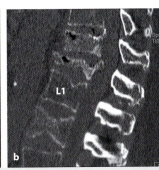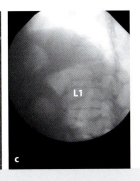

图 9.27　（a）术前 MRI。（b）CT 扫描显示新发的 T_{11} 和 T_{12} 椎板压缩及 T_{12} 后壁陈旧性骨折。L_{12} 上下终板骨质疏松性塌陷。（c）麻醉和肌松后术中行 X 线检查。对比术前 CT 和 MRI，俯卧位部分纠正了 T_{12} 的病变。然而，L_2 的高度甚至比（a）和（b）还低。治疗决策：T_{11} 和 T_{12} 行椎体成形术。在 L_2 水平行椎体后凸成形术能够矫正曲度，预防椎间盘向 L_2 椎间隙突出。将高黏度骨水泥紧密填充于终板周围。

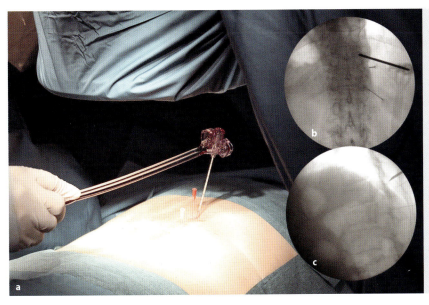

图 9.28　前后位及侧位的 X 线清晰显示了套管的起点。（a）逐渐插入套管直至接触骨质。（b）术中实时用套管针测定前后位像及椎弓根上斜位像。（c）侧位像证实插入点位置。

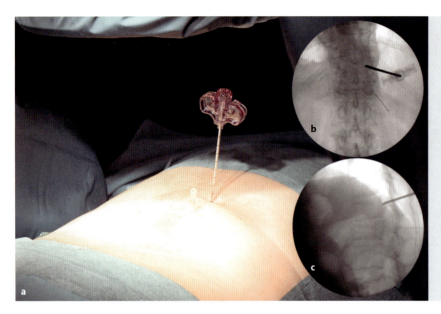

图 9.29 （a~c）套管在进入椎体之前安全通过椎管。当使用尖端是斜面的套管时，只要轻轻旋转就能轻微改变方向。

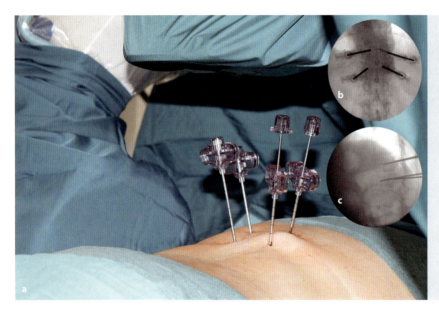

图 9.30 （a~c）行双开门椎体成形术所需的套管已经全部插入。将一侧套管轻轻后退，有助于在侧位片上区分左右。

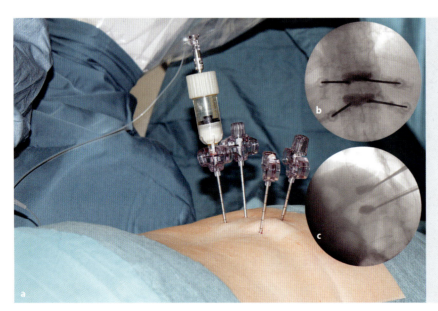

图 9.31 （a~c）于 T_{11} 和 T_{12} 注入骨水泥，无渗出。静置套管直到骨水泥变硬。不时旋转套管以免与皮肤黏合。

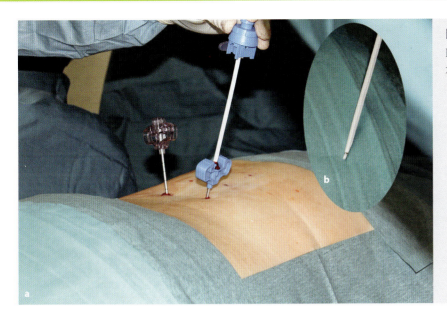

图 9.32 （a）使用同种技术于右侧像 L_2 置入大口径套管。（b）网圈尖端带有 X 线标记。

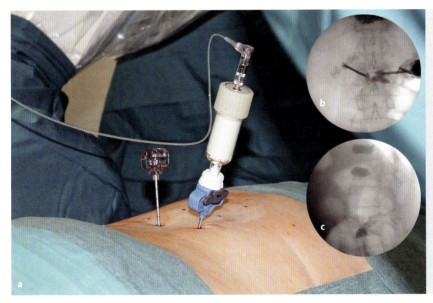

图 9.33 L_2 骨水泥注入。骨水泥到达上下两侧椎板，无渗出。与图 9.27 对比，椎体几乎恢复原始高度。

9